Björn Ludwig, Jan Hourfar

Dental Cuisine

Björn Ludwig, Jan Hourfar

Dental Cuisine

QUINTESSENZ VERLAG

Berlin, Chicago, Tokio, Barcelona, Istanbul, London, Mailand, Moskau,
Neu Delhi, Paris, Prag, Sao Paulo, Seoul, Singapur, Warschau

Fotoverzeichnis

Titelseite:	Fabian Pietsch (Modell: Gynian Machacek)	
Rückseite:	Fabian Pietsch (mittlere Bilder), iStockphoto.com (© canyonos | links, © Nanisimova | rechts)	
Einführung/Zahnpflege:	Björn Ludwig, Jan Hourfar	
Rezeptteil:	Fabian Pietsch:	Seite 18, 19 rechts, 26, 30, 31, 34, 38, 44, 51, 58, 60, 61, 74, 75
	Fotolia.com:	Seite 19 links © nolonely, 98 © missty, 101 © canyonos, 102 © Viktorija
	iStockphoto.com:	Seite 20/21 © PeterBurnett, 23 © ajafoto, 25 © Givaga, 37 © Oliver Hoffmann, 42 © wabeno, 49 © alely, 55 © Sumittra_Buarapha, 67 © Nanisimova, 68 © Heike Rau, 78 © otokimus, 85 © nata_vkusidey, 91 © jenifoto, 94 © canyonos, 104/105 © EBlokhina

Bibliografische Informationen der Deutschen Nationalbibliothek
Die Deutsche Nationalbibliothek verzeichnet diese Publikation in der deutschen Nationalbibliografie; detaillierte bibliografische Daten sind im Internet über <http://dnb.ddb.de> abrufbar.

QUINTESSENZ VERLAG

Postfach 42 04 52; D–12064 Berlin
Ifenpfad 2–4, D–12107 Berlin

Lektorat: Anita Hattenbach, Quintessenz Verlags-GmbH, Berlin
Covergestaltung: Valeri Ivankov, Quintessenz Verlags-GmbH, Berlin
Layout und Herstellung: Janina Kuhn, Quintessenz Verlags-GmbH, Berlin

ISBN: 978-3-86867-309-8
Printed in Croatia

Liebe Leserin, lieber Leser,

„Essen und Trinken hält Leib und Seele zusammen" – eine im deutschen Sprachraum häufig verwendete Redensart – stellt eindeutig den Zusammenhang zwischen gutem Essen und dem eigenen Wohlbefinden her. Insbesondere am Anfang einer kieferorthopädischen Behandlung, speziell mit festsitzender Apparatur, sind Beschwerden beim Kauen sowie Irritationen an der Schleimhaut nicht immer zu vermeiden und einer genussvollen Nahrungsaufnahme eher abträglich. Und nun? „Dauerdiät" oder gar nichts mehr essen? Dies ist natürlich keine Option!

Vor diesem Hintergrund entstand die Idee zu „Dental Cuisine", einem Kochbuch, das dem Wohlbefinden kieferorthopädischer (Neu-)Patienten dienen und die kulinarischen Möglichkeiten für alle Patienten erweitern soll. „Dental Cuisine" versteht sich als Kochbuch für „Spangenträger", deren Familien und Freunde, die gemeinsam ein leckeres Menü genießen möchten. Die enthaltenen 60 Rezepte folgen dabei keinem dem Zeitgeist geschuldeten und möglicherweise sehr kurzlebigem Ernährungstrend. Sie sollen einfach nur lecker schmecken, dabei aber die festsitzende Apparatur durch ihre Konsistenz nicht schädigen. Unter diesem Anspruch wurden alle Rezepte in diesem Buch bewertet und in einem anschaulichen Drei-Sterne-System eingestuft: 1 Stern („okay"), 2 Sterne („gut geeignet") und 3 Sterne („perfekt"). Alle Gerichte können nach Lust und Laune und unter Berücksichtigung eventueller Beschwerden ausgewählt werden.

Und nach dem Genuss folgt die Zahnpflege – für Träger einer festen Zahnspange gilt das ganz besonders. Daher haben wir der Zahnpflege im Anschluss an den Rezeptteil ein eigenes Kapitel gewidmet und möchten mit zahlreichen Tipps die Gesunderhaltung Ihrer Zähne in der Zeit mit der Zahnspange unterstützen.

Apropos Unterstützung: Von der Idee bis zur Realisation dieses Buches war es ein weiter Weg, auf dem uns viele Patienten und Kollegen geholfen haben! Sie lieferten viele tolle Rezepte für die „Spangenzeit", die sonst im Verborgenen geblieben wären.

Dafür möchten wir uns herzlich bedanken! Unser Dank gilt ebenso dem Quintessenz Verlag und Herrn Eilhoff, Küchenchef im Berliner Restaurant Lutter und Wegner, der zahlreiche Rezepte nachgekocht und entsprechend angerichtet zu großem Auftritt verholfen hat, sowie allen Freunden und Kollegen, die „Dental Cuisine" von der Idee bis zur Realisation begleitet haben.

Wir wünschen gutes Gelingen und guten Appetit!

Björn Ludwig und Jan Hourfar

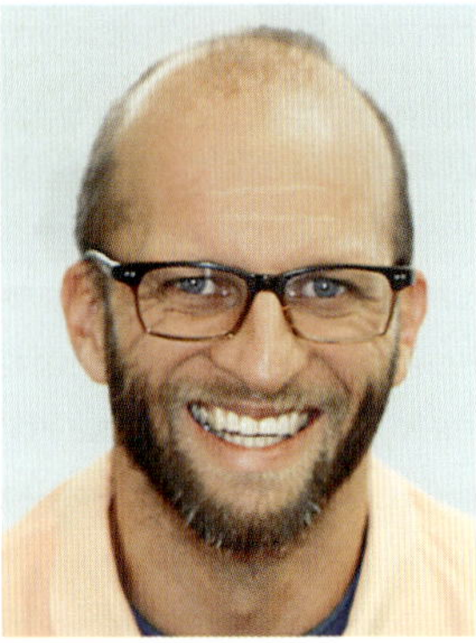

Dr. Björn Ludwig

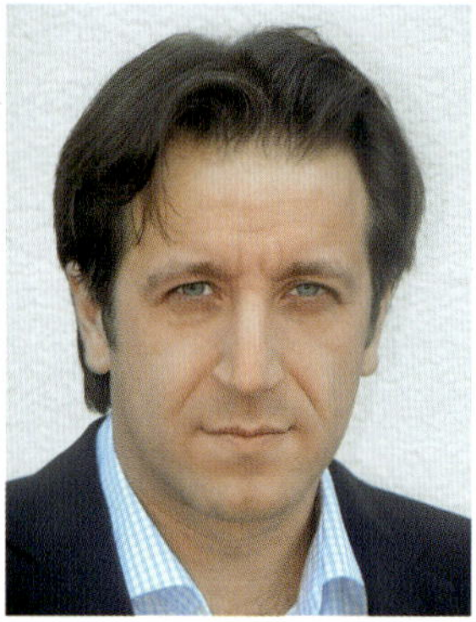

Dr. Jan Hourfar

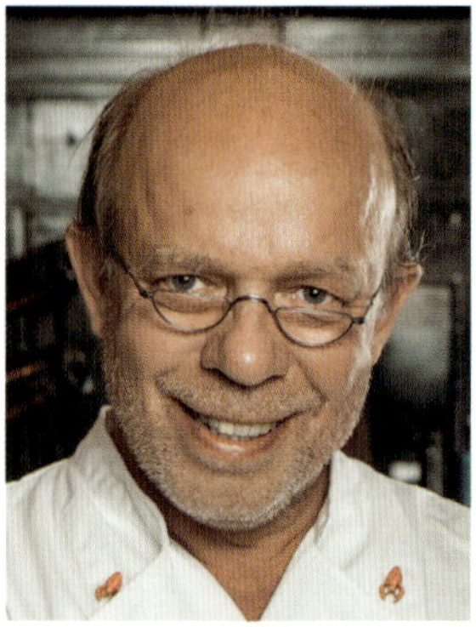

Michael Eilhoff

Inhalt

Rezepte

Einführung

Etwas Wissenschaft als Vorspeise?

Ja, gern! Wie es sich für ein schmackhaftes Menü gehört. Aber bitte keine „harte Kost". Versprochen!

Die folgenden Seiten geben Ihnen einen Überblick über interessante wissenschaftliche Erkenntnisse bezüglich Funktionsweise und Umgang mit einer festsitzenden Apparatur („feste Spange").

Der erste Tag mit der festsitzenden Apparatur

Es ist soweit: Die festsitzende Apparatur befindet sich im Mund und wird von nun an – für eine gewisse Zeit – ein ständiger „Begleiter" sein. Nicht immer werden wir „ihn" als liebenswert empfinden, kann „er" doch – vor allem in der ersten Zeit – Beschwerden bereiten. Wie gravierend diese sein werden, „wissen" wir bereits aus „Horrorgeschichten", welche im Bekannten- und Freundeskreis zum Besten gegeben wurden. Aber was davon sind Fakten und was reine Mär?

Etwas „Spangenkunde": Die Bestandteile der festsitzenden Apparatur

Die festsitzende Apparatur („feste Spange") setzt sich aus verschiedenen Einzelkomponenten unterschiedlichen Materials zusammen, die im Zusammenspiel durch Kraftübertragung auf Zähne und/oder Kiefer die Korrektur der Zahn- und gegebenenfalls Kieferfehlstellung ermöglichen. Nachfolgend werden die üblichen Bestandteile einer festsitzenden Apparatur genannt.

- **Bänder:** Sie sind aus einer Metall-Legierung (Chrom-Nickelstahl) gefertigt, meist 0,1 mm stark, umschließen den Zahn ringförmig und dienen der Aufnahme der orthodontischen Bögen („Draht") sowie weiterer Hilfsmittel bzw. zusätzlicher Apparaturen, wie zum Beispiel dem „Headgear" („Außenspange"). Bänder werden bevorzugt auf dem ersten und gegebenenfalls zweiten Molaren (erster bzw. zweiter „großer Backenzahn") verwendet (Abb. 1)[1]. Zur Befestigung dient in der Regel ein Zement.
- **Brackets:** Diese bestehen beispielsweise aus einer Metall-Legierung, Kunststoff oder keramischen Materialien, werden an den einzelnen Zähnen mit einem Bracketadhäsiv („Bracketkleber") befestigt und dienen der Aufnahme der orthodontischen Bögen und weiterer Hilfsmittel (Abb. 2). Brackets können auf der sichtbaren Außenfläche der Zähne („Bukkaltechnik") oder unsichtbar auf der Innenseite („Lingualtechnik") platziert werden (Abb. 3).
- **Orthodontischer Bogen:** Dies ist der Fachbegriff für den in der Regel bogenförmigen Draht, der in den Brackets und Bändern befestigt („einligiert") wird und dazu dient, die Zahnfehlstellungen zu korrigieren (Abb. 4). Der Bogen wird an den Brackets entweder – im Falle sogenannter „konventioneller" Brackets – mit kleinen Gummiringen („Alastics") befestigt (Abb. 5 und 6) oder über verschiedene Verschlussmechanismen (oft kleine Klappen) spezieller Brackets, sogenannter selbstligierender Brackets („SL-Brackets")[2]. Bögen sind in verschiedenen Geometrien, Dimensionen, Materialien und biomechanischen Eigenschaften erhältlich[3,4]. Im Allgemeinen werden die orthodontischen Bögen zum Ende der Behandlung „immer stärker", dass heißt, es wird ein höher dimensionierter („dickerer") Bogen eingesetzt. Einige Bögen sind aus ästhetischen Gründen in Zahnfarbe ausgeführt (aus speziellem Kunststoffmaterial) oder entsprechend mit einem hellen Material beschichtet[5] (Abb. 7).
- **Hilfselemente:** Diese zusätzlichen „Zubehörteile" – von denen eine große Anzahl existiert – können beispielsweise verschiedene Federn (Abb. 8), Gummizüge oder Gummiketten sein, die der Bewegung einzelner Zähne oder Zahngruppen entlang des orthodontischen Bogens dienen. Prinzipiell können diese Hilfsmittel ihre Wirkung im einzelnen Kiefer, also im Ober- oder Unterkiefer, oder alternativ in beiden Kiefern erzeugen.

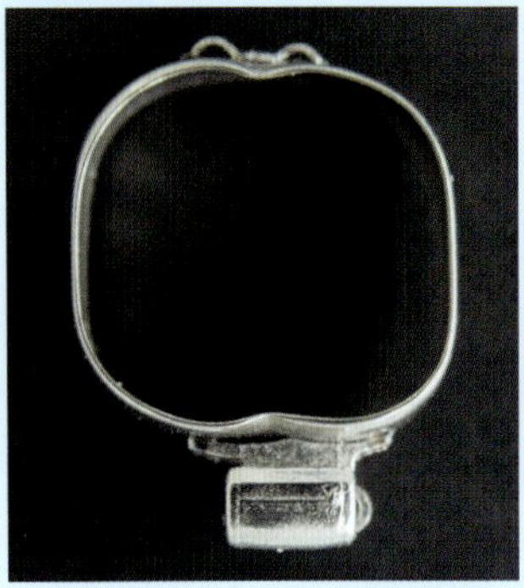

Abb. 1 Orthodontisches Band für einen Backenzahn.

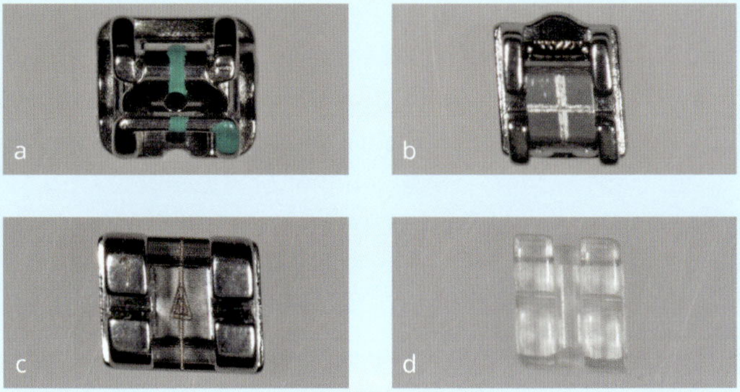

Abb. 2 Beispiele für Brackets: Selbstligierende (SL) Stahlbrackets (a und b), konventionelles Stahlbracket (c) und konventionelles ästhetisches Bracket (d).

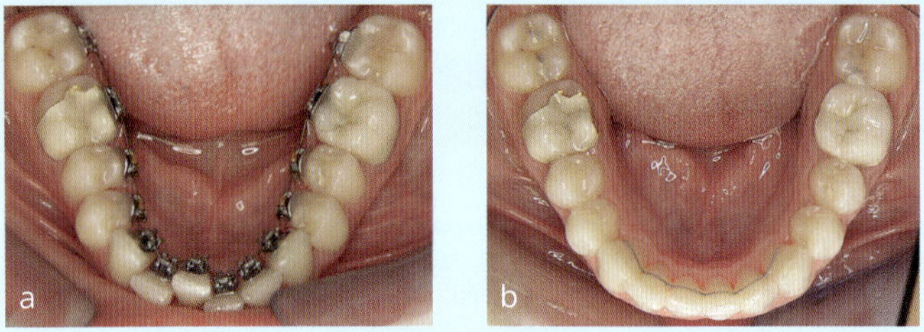

Abb. 3 Brackets von „innen" während der Behandlung (a) und nach der Behandlung (b). Zur Stabilisierung des Behandlungsergebnisses wurde ein Draht, ein sogenannter Retainer, innen von Eckzahn zu Eckzahn geklebt (b).

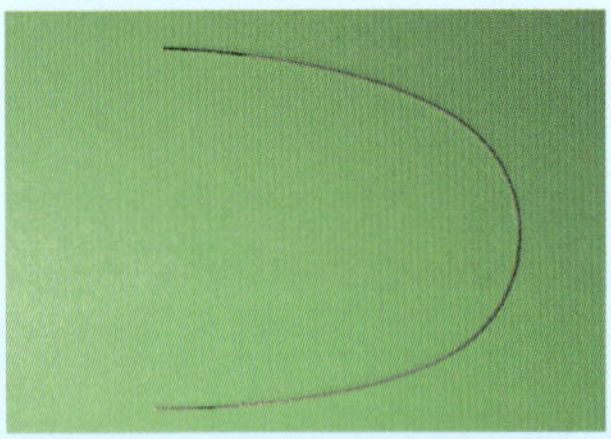

Abb. 4 Beispiel für einen orthodontischen Bogen. Dieser Bogen verfügt über eine zahnfarbene Beschichtung.

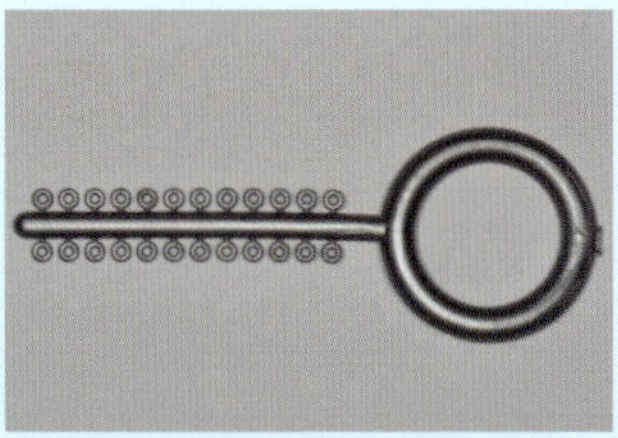

Abb. 5 Auf diesem Ringspender finden sich 24 kleine Gummiringe, die sogenannten Alastics.

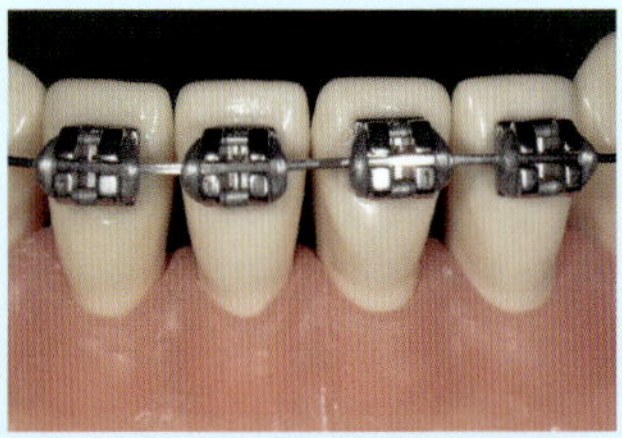

Abb. 6 Mit Alastics fixierter (einligierter) orthodontischer Bogen.

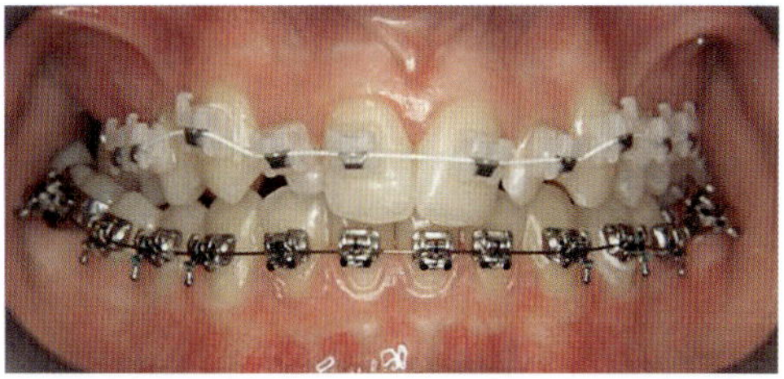

Abb. 7 In diesem Fall trägt der Patient im Oberkiefer einen ästhetischen Bogen in Verbindung mit ästhetischen Brackets (selbstligierend) und im Unterkiefer Stahlbrackets (selbstligierend) mit Stahlbogen.

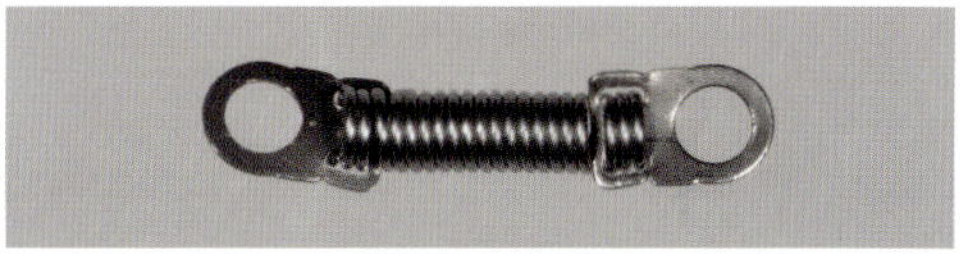

Abb. 8 Beispiel für eine Zugfeder.

- **Zusätzliche Apparaturen, die mit der festsitzenden Apparatur kombiniert werden können:** Der bekannteste Vertreter ist sicher der „Headgear" („Außenspange"), der an zwei Bändern im Oberkiefer eingeschoben wird.

Eine festsitzende Apparatur besteht meist aus Bändern, Brackets, orthodontischen Bögen und verschiedenen zusätzlichen Hilfsmitteln.

Der „Headgear": Ein Promi mit großem Auftritt

Der „Headgear" wird in der deutschen Sprache auch als „Außenspange" bezeichnet. Fast jeder kieferorthopädische Patient hat irgendwann schon einmal davon gehört oder sie auch schon mal gesehen. Einem echten Promi gebührt natürlich auch ein „großer Auftritt": Den hatte der „Headgear" zum Beispiel in zwei Musikvideos – im Clip zum Song „First Date" der amerikanischen Rockgruppe Blink-182[6] sowie in „Last Friday Night (T.G.I.F)" der amerikanischen Pop-Sängerin Katy Perry[7]. Als „Dauergast" wird der „Headgear" vom Charakter „Shelly Marsh" in der Zeichentrickserie „Southpark" getragen[8].

Bracket und Bogen: Wie werden die Zähne damit eigentlich gerade?

„Gerade Zähne" heißt, dass alle Zähne im Mund „richtig" ausgerichtet sind. Dies geschieht in erster Linie durch das Zusammenspiel von Brackets und orthodontischem Bogen. Im Bracket befindet sich eine rechteckige, in der Horizontalen befindliche Nut, der sogenannte „Slot". Die Ausrichtung des Slots zur Bracketbasis (sogenannte „programmierte" Brackets) beziehungsweise zur Zahnoberfläche, auf der das Bracket aufgeklebt ist, stellt die Information zur Ausrichtung des einzelnen Zahnes dar. Jedes Bracket wird für jeden einzelnen Zahn individuell vom Behandler platziert. Dies sieht am Anfang in den Augen des Patienten oder Angehörigen oft ziemlich „wahllos" aus, da die Brackets anscheinend allesamt genauso schief wie die Zähne selbst sind. Dies muss aber so sein. Das „Geheimnis" liegt im Zusammenspiel mit dem eingebundenen orthodontischen Bogen, der die in jedem Bracket „einprogrammierte" Information zur Stellung auf jeden einzelnen Zahn überträgt. Der orthodontische Bogen, ist – wie der Name schon vermuten lässt – ein bogenförmiger Draht, der dem idealen Zahnbogen des entsprechendem Kiefers (Ober- oder Unterkiefer) entspricht. Aus der Verpackung des Herstellers entnommen, liegt dieser plan auf der Unterlage auf (s. Abb. 4) – und in diese Form will er auch immer wieder zurück. Zu Beginn der Behandlung erscheinen die Brackets also wahllos auf den Zähnen platziert und der Bogen vollzieht scheinbar eigentümliche „Wellenbewegungen" (Abb. 9a). Wenn man aber weiß, dass der Bogen das Bestreben hat, immer seinen Ausgangszustand einzunehmen (s. Abb. 4), erscheint es nachvollziehbar, dass die Zähne dann gerade sind, wenn der Bogen in dieser Weise die Slots der Brackets in eine horizontale Ebene gebracht hat (Abb. 9b). Bis die Zähne aber perfekt ausgerichtet sind (Abb. 9c), erfordert es eine Abfolge mehrerer Bögen, die sogenannte Bogensequenz. Diese beginnt in der Regel mit dimensionsschwachen, elastischen runden Bögen und endet mit starken Stahl-Vierkantbögen[9], welche die Information der Brackets auf den Zahn übertragen. Je stärker der einzugliedernde Bogen sein soll, desto besser müssen die Zähne bereits ausgerichtet sein. Dies erfordert Zeit und Geduld vom Patienten.

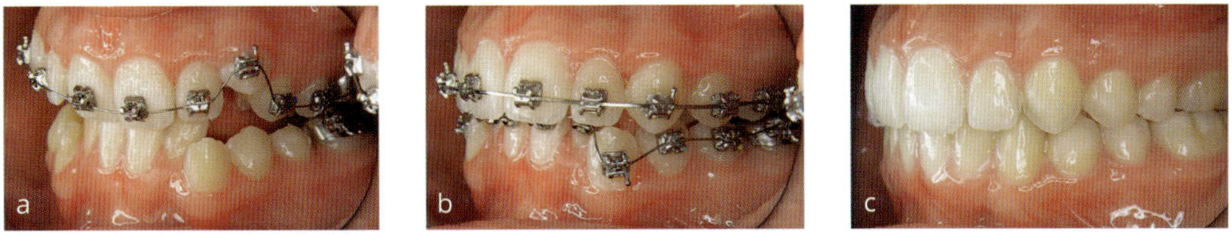

Abb. 9 Wirkungsweise von Bändern und Brackets.

Hat man Zahnschmerzen mit fester Zahnspange? Wenn ja, wie lange?

Es wurde bemerkt, dass bis zu 95 % der Patienten, die mittels festsitzender Apparatur behandelt werden, über Schmerzen und Unbehagen berichteten[10-12]. Die Beschwerdesymptomatik sei dabei eher mild und von kurzer Dauer[13]. Die subjektive Schmerzempfindung kann zwischen verschiedenen Individuen jedoch sehr unterschiedlich ausgeprägt sein[14,15]. Erwachsene Patienten berichten generell über höhere Schmerzen als Kinder und Jugendliche[11,12]; ein Geschlechtsunterschied scheint nicht zu bestehen[16]. Der erste Schmerz tritt einige Stunden nach dem Einsetzen der festsitzenden Apparatur ein, um nach 24 Stunden seinen Maximalwert zu erreichen. Danach soll es zu einem kontinuierlichen Abklingen innerhalb von sieben Tagen kommen[16,17]. Die ersten sieben Tage wurden daher als die schmerzhafteste Zeit der gesamten Behandlung bezeichnet[18], unabhängig davon, ob die Brackets an der Außen- oder Innenfläche der Zähne befestigt wurden oder ob es sich um selbstligierende Brackets handelte oder nicht[19,20]. Allerdings, das sollte abschließend bemerkt werden, wurde auch über Beschwerden von bis zu zwei Wochen berichtet[14].

Schmerzen und Beschwerden

- sind insbesondere zu Behandlungsbeginn nichts Außergewöhnliches,
- sind bei Erwachsenen meist stärker als bei Kindern und Jugendlichen,
- treten vermutlich ohne Geschlechtsunterschied auf,
- sind nach 24 Stunden am stärksten,
- klingen innerhalb von 7 Tagen ab,
- können in Einzelfällen auch länger anhalten.

Was ist die Ursache des Zahnschmerzes?

Als Ursache des Zahnschmerzes werden Zug- und Druckbelastungen angesehen, welche durch die festsitzende Apparatur ausgeübt werden und die Grundlage der Zahnbewegung darstellen[21]. Diese wirken sowohl auf den Zahnhalteapparat als auch auf den umgebenden Knochen ein und bewirken damit eine Veränderung des Blutflusses im Parodontalspalt[15]. Als Parodontalspalt versteht man den Raum zwischen knöchernem Zahnfach und der von Zement bedeckten Zahnwurzel, der von Fasern und Blutgefäßen ausgefüllt wird. Die Änderung der Durchblutung soll in der Folge zur Freisetzung von verschiedenen Botenstoffen führen, die eine lokale Entzündungsreaktion mit begleitender Schmerzsymptomatik hervorruft[12,15,22].

Zahnschmerzen während der kieferorthopädischen Behandlung sind meist Ausdruck vorübergehender physiologischer Veränderungen.

Weniger Komfort mit festsitzender Apparatur?

Neben Irritationen der Mundschleimhaut[10,22,23] bei 75,8 %[24] der Patienten und gegebenenfalls der Zunge – wenn Brackets an der Innenfläche der Zähne befestigt sind – sind es in erster Linie Beschwerden beim Beißen und Kauen, die dem persönlichen Wohlbefinden vermutlich am stärksten widersprechen.

Am häufigsten kommt es zu Schleimhautirritationen während der kieferorthopädischen Behandlung; diese treten häufig zu Beginn der Behandlung nach dem Einsetzen der festsitzenden Apparatur auf. Sie sind oft durch ein Reiben von Bändern und Brackets an der Schleimhaut bedingt. Die klinische Erfahrung lehrt jedoch, dass diese nach einer „Eingewöhnungsphase“ verschwinden.

Was darf man mit fester „Zahnspange" essen? Was führt zu Defekten?

Die erste Frage mutet ein wenig philosophisch an; „Verbote“ im strengen Sinne gibt es nicht. Man sollte jedoch stets bedenken, dass die Brackets und Bänder nur so fest an den Zähnen befestigt sind, dass sie am Ende der Behandlung – ohne Beschädigung der Zähne – wieder entfernt werden können. Die Stärke des Verbundes zwischen den Zähnen und Bändern bzw. Brackets ist somit immer ein Kompromiss zwischen Stärke des Verbundes einerseits und Entfernbarkeit andererseits.

Harte Nahrungsbestandteile können also zum Verlust („Abgehen“) der Brackets von den Zähnen führen[17]. Ebenso können sehr klebrige Süßwaren („Plombenzieher“) zumindest zu einem Lösen von Bändern führen. *(Dieses Prinzip macht sich der Zahnarzt in einem anderen Zusammenhang zunutze: Möchte er eine zumindest provisorisch zementierte Krone wieder abnehmen, so platziert er ein erwärmtes, klebriges Aufbiss-*

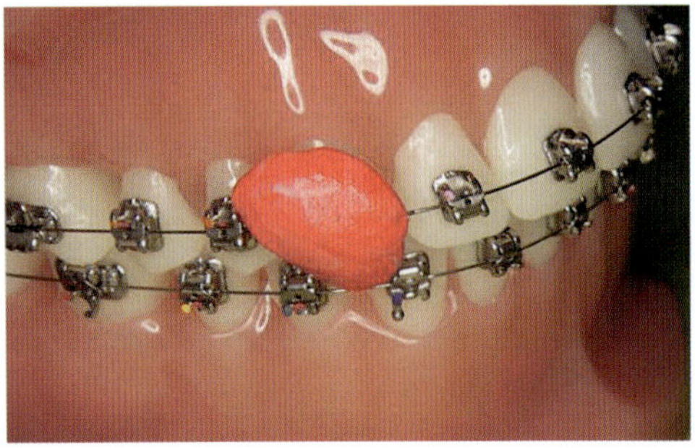

Abb. 10 Beispielhafte Darstellung einer klebrigen Süßware oder Kaugummi, die sich um den kieferorthopädischen Draht „gewickelt" hat. Durch weitere Kaubewegungen kann der Draht aus den Brackets herausgezogen werden.

kissen[25] – die Form ähnelt der eines Bonbons – zwischen den Zähnen. Öffnet der Patient danach ruckartig den Mund, wird die Krone dadurch abgezogen.)

Sehr klebrige Süßwaren, und im übrigen auch Kaugummi, sind eindeutig nicht empfehlenswert und sollten von Zahnspangenträgern ganz vermieden werden[26], da sich diese an den Bestandteilen der Spange „verfangen" und ein „Herausziehen" des Drahtes bewirken können (Abb. 10).

Allgemein sind eher weiche Speisen wie gedünstetes Gemüse, Eier- und Kartoffelgerichte oder – wenn Fleisch „dabei sein soll" – Frikadellen zu bevorzugen. Weniger geeignet sind natürlich die bereits erwähnten klebrigen, zuckerhaltigen Süßwaren, aber beispielsweise auch harte Lebensmittelbestandteile wie Brotkrusten, Nüsse und Körner oder ganze Äpfel. Weniger empfehlenswert sind auch all jene Nahrungsmittel, die sich um die Bestandteile der festen Spange – insbesondere um die Drähte – „wickeln" können: zum Beispiel Sauerkraut, Spinat oder auch geschnittene Salatstreifen. Andere Nahrungsmittel lassen sich gewissermaßen einem „Tuning" unterziehen, um deren potenzielle Schädlichkeit für die feste Spange zu reduzieren: So kann beispielsweise die Kruste des bevorzugten Brotes entfernt und Äpfel in mundgerechte Stücke (Apfelspalten) geschnitten werden. Die Liste ließe sich nahezu unbegrenzt weiterführen. Verschiedene Gerichte, die natürlich immer auch aus mehreren Zutaten bestehen, sind demnach auch in unterschiedlicher Weise geeignet. Daher wurden alle in diesem Kochbuch enthaltenen Rezepte nach Inhaltsstoffen und Konsistenz eingestuft und mit 1 Stern („okay"), 2 Sternen („gut geeignet") oder 3 Sternen („perfekt") bewertet. Diese Einschätzung ist einem in der wissenschaftlichen Literatur vorgeschlagenem Ampelsystem angelehnt[27].

- Klebrige, zuckerhaltige Süßwaren, auch Kaugummi, sollten ganz vermieden werden.
- Harte Kost kann die festsitzende Apparatur ebenfalls beschädigen. Abhilfe: Zum Beispiel Brotkruste entfernen oder Äpfel klein schneiden.

Was verfärbt Bestandteile der festen Apparatur?

Neben beispielsweise Chlorhexidin-(CHX-)haltigen Mundspüllösungen[28] führen vor allem Nahrungsmittel zu Verfärbungen von Bestandteilen der festsitzenden Apparatur. Davon sind insbesondere Gummiketten, Gummiringe[29-32], aber auch Kunststoffbrackets[33,34], ästhetische orthodontische Bögen[5] sowie Bracketkleber[35,36] betroffen. Eine unästhetische (gelblich-braune) Verfärbung fällt besonders bei transparenten und weißen Gummiringen auf[29,32]. Als besonders verfärbende Nahrungsbestandteile gelten Kaffee, Rotwein, Tee und auch Kurkuma, ein Gewürz, welches Bestandteil vieler Curry-Mischungen ist[29,31,32,36].

Bestandteile der festsitzenden Apparatur werden insbesondere verfärbt von:

- Kaffee,
- Rotwein,
- Tee,
- Kurkuma.

Karies

Durch eine festsitzende Apparatur mit Bändern, Brackets, Bögen und möglicherweise zusätzlichen Elementen entstehen viele Nischen[37], in denen sich Speisereste und Plaque festsetzen können. In der Folge kommt es rasch zu einer Veränderung der bakteriellen Flora innerhalb der Plaque, die mit einer Zunahme säureproduzierender („Karies"-)Bakterien, wie Lactobazillen und Streptococcus mutans, einhergeht[38]. Die Säureproduktion führt zu einem Absinken des pH-Wertes (sauer), infolgedessen es zu Schmelzdemineralisierungen kommt. Diese sind als weiße Flecken („White Spots") auf den Zähnen sichtbar und stellen die Anfangsform („Initialläsion") einer Karies dar. Ändert sich das (saure) orale Milieu nicht, schreitet der Prozess unweigerlich bis zu einer „ausgewachsenen" Karies fort. Daher gebührt der Mundhygiene während der Tragezeit der festsitzenden Apparatur höchste Bedeutung[39]. Verständlicherweise spielen auch Essgewohnheiten im erweiterten Sinne ein Rolle. Es ist aber nachvollziehbar, dass stark zuckerhaltige Süßwaren zu einer Erhöhung des Kariesrisikos beitragen können, wenn die Mundhygiene nicht optimal erfolgt[14]. Auf ein erhöhtes Risiko durch den Konsum von Softdrinks wurde hingewiesen, jedoch besteht hierrüber Uneinigkeit. Dies könnte der Tatsache geschuldet sein, dass es sich bei Karies stets um ein Geschehen handelt, welches durch verschiedene Faktoren („multifaktoriell") bedingt ist[40]. Dennoch erscheint es naheliegend, dass stark säure- und zuckerhaltige Getränke bei nicht optimaler Mundhygiene eine Erhöhung des Kariesrisikos zu bedingen vermögen. Nicht zuletzt sollten daher gelockerte Bänder zeitnah wieder zementiert werden, da sich in den Spalten Speisereste sammeln können[1] (Abb. 11).

- Eine festsitzende Apparatur schafft zahlreiche Schmutznischen. Daher kommt einer optimalen Mundhygiene allerhöchste Bedeutung zu.
- Sollten sich Bestandteile der Apparatur lösen, suchen Sie bitte umgehend die kieferorthopädische Praxis auf.

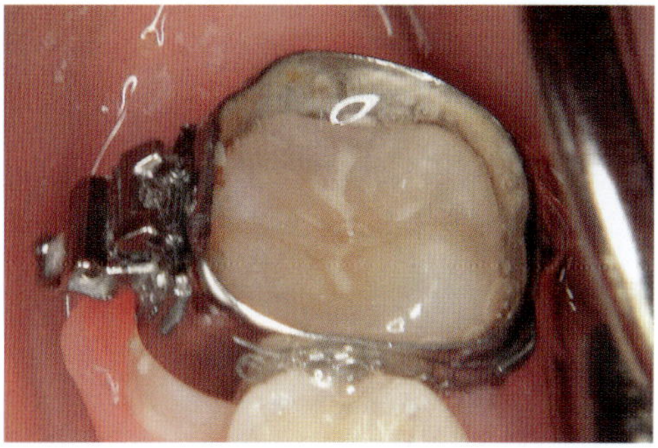

Abb. 11 Dieses orthodontische Band hat sich gelockert und muss erneut zementiert („re-zementiert") werden. Anderenfalls würden sich im Spaltraum Speisereste sammeln und bakterienbesiedelte Beläge bilden.

Zusammenfassung

- Eine „feste Spange" besteht meist aus drei Hauptkomponenten: Bänder, Brackets und orthodontische Bögen.
- Brackets und Bänder werden geklebt oder zementiert.
- Vereinzeltes Lösen von Brackets und Bändern ist möglich.
- Leichte Schmerzen beim Kauen zu Behandlungsbeginn sind nichts Außergewöhnliches.
- Erwachsene haben meist stärkere Schmerzen als Kinder und Jugendliche.
- Irritationen der Mundschleimhaut kommen bei über drei Viertel der Patienten vor.
- Harte Nahrungsbestandteile können zur Beschädigung der festen Spange führen.
- Klebrige, zuckerhaltige Süßwaren, auch Kaugummi, sollten ganz vermieden werden.
- Eine optimale Mundhygiene ist unerlässlich.

Ausführliche Informationen zur Zahnpflege finden Sie ab Seite 107!

Literatur

1. Schopf P. Curriculum Kieferorthopädie. Band II. Berlin: Quintessenz 2008.
2. Ludwig B, Glasl B. Selbstligierende Brackets. Konzepte und Behandlung. Stuttgart/New York: Thieme 2009.
3. Jyothikiran H, Shantharaj R, Batra P, Subbiah P, Lakshmi B, Kudagi V. Total recall: an update on orthodontic wires. Int J Orthod Milwaukee 2014;25:47–56.
4. Washington B, Evans CA, Viana G, Bedran-Russo A, Megremis S. Contemporary esthetic nickel-titanium wires: do they deliver the same forces? Angle Orthod 2015;85:95–101.
5. Lopes da Silva D, Trindade Mattos C, Almeida de Araújo MV, de Oliveira Ruellas AC. Color stability and fluorescence of different orthodontic esthetic archwires. Angle Orthod 2013;83:127–132.
6. Apple Inc. https://itunes.apple.com/de/music-video/first-date-long-version/id276294100; letzter Zugriff am 31.03.2015.
7. Time Inc. Network. http://www.people.com/people/article/0,,20502238,00.html; letzter Zugriff am 31.03.2015.
8. South Park Digital Studios, LLC. http://www.southpark.de/guide/charaktere/shelly-marsh; letzter Zugriff am 31.03.2015.
9. Mandall N, Lowe C, Worthington H, Sandler J, Derwent S, Abdi-Oskouei M, Ward S. Which orthodontic archwire sequence? A randomized clinical trial. Eur J Orthod 2006;28:561–566.
10. Campos MJdS, Fraga MR, Raposo NRB, Ferreira AP, Vitral RWF. Assessment of pain experience in adults and children after bracket bonding and initial archwire insertion. Dental Press J Orthod 2013;18:32–37.
11. Bergius M, Kiliaridis S, Berggren U. Pain in orthodontics. J Orofac Orthop 2000;61:125–137.
12. Ashkenazi M, Levin L. Pain prevention and management during orthodontic treatment as perceived by patients. Orthodontics 2012;13:e76–81.
13. Dalili F. Pain Perception at Different Stages of Orthodontic Treatment. Kuopio, Finland: University of Kuopio; 2009.
14. Abed Al Jawad F, Cunningham SJ, Croft N, Johal A. A qualitative study of the early effects of fixed orthodontic treatment on dietary intake and behaviour in adolescent patients. Eur J Orthod 2012;34:432–436.
15. Krishnan V. Orthodontic pain: from causes to management--a review. Eur J Orthod 2007;29:170–179.
16. Ngan P, Kess B, Wilson S. Perception of discomfort by patients undergoing orthodontic treatment. Am J Orthod Dentofacial Orthop 1989;96:47–53.
17. Jones M, Chan C. The pain and discomfort experienced during orthodontic treatment: a randomized controlled clinical trial of two initial aligning arch wires. Am J Orthod Dentofacial Orthop 1992;102:373–381.
18. Fujiyama K, Honjo T, Suzuki M, Matsuoka S, Deguchi T. Analysis of pain level in cases treated with Invisalign aligner: comparison with fixed edgewise appliance therapy. Prog Orthod 2014;15:014–0064.
19. Fleming PS, Dibiase AT, Sarri G, Lee RT. Pain experience during initial alignment with a self-ligating and a conventional fixed orthodontic appliance system. A randomized controlled clinical trial. Angle Orthod 2009;79:46–50.
20. Wu AK, McGrath C, Wong RW, Wiechmann D, Rabie AB. A comparison of pain experienced by patients treated with labial and lingual orthodontic appliances. Eur J Orthod 2010;32:403–407.
21. Schopf P. Curriculum Kieferorthopädie. Band I. Berlin: Quintessenz 2008.

22. Gill D. Orthodontics at a Glance. Chichester, West Sussex, United Kingdom: John Wiley & Sons Ltd. 2008.
23. Ellis PE, Benson PE. Potential hazards of orthodontic treatment--what your patient should know. Dent Update 2002;29:492–496.
24. Kvam E, Bondevik O, Gjerdet NR. Traumatic ulcers and pain in adults during orthodontic treatment. Community Dent Oral Epidemiol 1989;17:154–157.
25. GRIPIT®, Aufbisskissen zum Entfernen von Kronen, Brücken und Inlays.HAGER & WERKEN GmbH & Co. KG, Ackerstraße 1, 47269 Duisburg, www.hagerwerken.de.
26. Kassenzahnärztliche Bundesvereinigung (KZBV). Die kieferorthopädische Behandlung. URL: http://www.kzbv.de/die-kieferorthopaedische-behandlung.153.de.html. letzter Zugriff am 03.01.2016.
27. Ajmera A, Tarvade S, Patni V. A systematic nutritional and dietary guideline for orthodontic patients. J Orthod Res 2015;3:88–91.
28. Anderson GB, Bowden J, Morrison EC, Caffesse RG. Clinical effects of chlorhexidine mouthwashes on patients undergoing orthodontic treatment. Am J Orthod Dentofacial Orthop 1997;111:606–612.
29. Soldati DC, Silva RC, Oliveira AS, Kaizer MR, Moraes RR. Color stability of five orthodontic clear elastic ligatures. Orthodontics 2013;14:892.
30. Cavalcante JS, de Castellucci e Barbosa M, Sobral MC. Evaluation of the susceptibility to pigmentation of orthodontic esthetic elastomeric ligatures. Dental Press J Orthod 2013;18:e1–8.
31. Fernandes AB, Ribeiro AA, Araujo MV, Ruellas AC. Influence of exogenous pigmentation on the optical properties of orthodontic elastic ligatures. J Appl Oral Sci 2012;20:462–466.
32. Fadel B, Jost-Brinkmann PG, Miethke RR. Discoloration of A-lastiks and Power Chains by Different Foods and Liquids. Prakt Kieferorthop 1992;6:279–286.
33. Wriedt S, Schepke U, Wehrbein H. The Discoloring Effects of Food on the Color Stability of Esthetic Brackets – an In-vitro Study. J Orofac Orthop 2007;68:308–320.
34. Faltermeier A, Behr M, Müßig D. Esthetic brackets: The influence of filler level on color stability. Am J Orthod Dentofacial Orthop 2007;132:5.e13-15.e16.
35. Faltermeier A, Rosentritt M, Reicheneder C, Behr M. Discolouration of orthodontic adhesives caused by food dyes and ultraviolet light. Eur J Orthod 2008;30:89–93.
36. Corekci B, Irgin C, Malkoc S, Ozturk B. Effects of staining solutions on the discoloration of orthodontic adhesives: an in-vitro study. Am J Orthod Dentofacial Orthop 2010;138:741–746.
37. Tufekci E, Dixon JS, Gunsolley JC, Lindauer SJ. Prevalence of white spot lesions during orthodontic treatment with fixed appliances. Angle Orthod 2011;81:206–210.
38. Lundstrom F, Krasse B. Streptococcus mutans and lactobacilli frequency in orthodontic patients; the effect of chlorhexidine treatments. Eur J Orthod 1987;9:109–116.
39. Jost-Brinkmann PG. Prophlaxe in der Kieferorthopädie - Was ist anders? In: Roulet JF, Zimmer S (Hrsg.). Prophylaxe und Präventivzahnmedizin. Farbatlanten der Zahnmedizin, Bd. 16. Stuttgart/New York: Thieme 2002:147–156.
40. Yip HH, Wong RW, Hagg U. Complications of orthodontic treatment: are soft drinks a risk factor? World J Orthod 2009;10:33–40.

Frühstück & Desserts

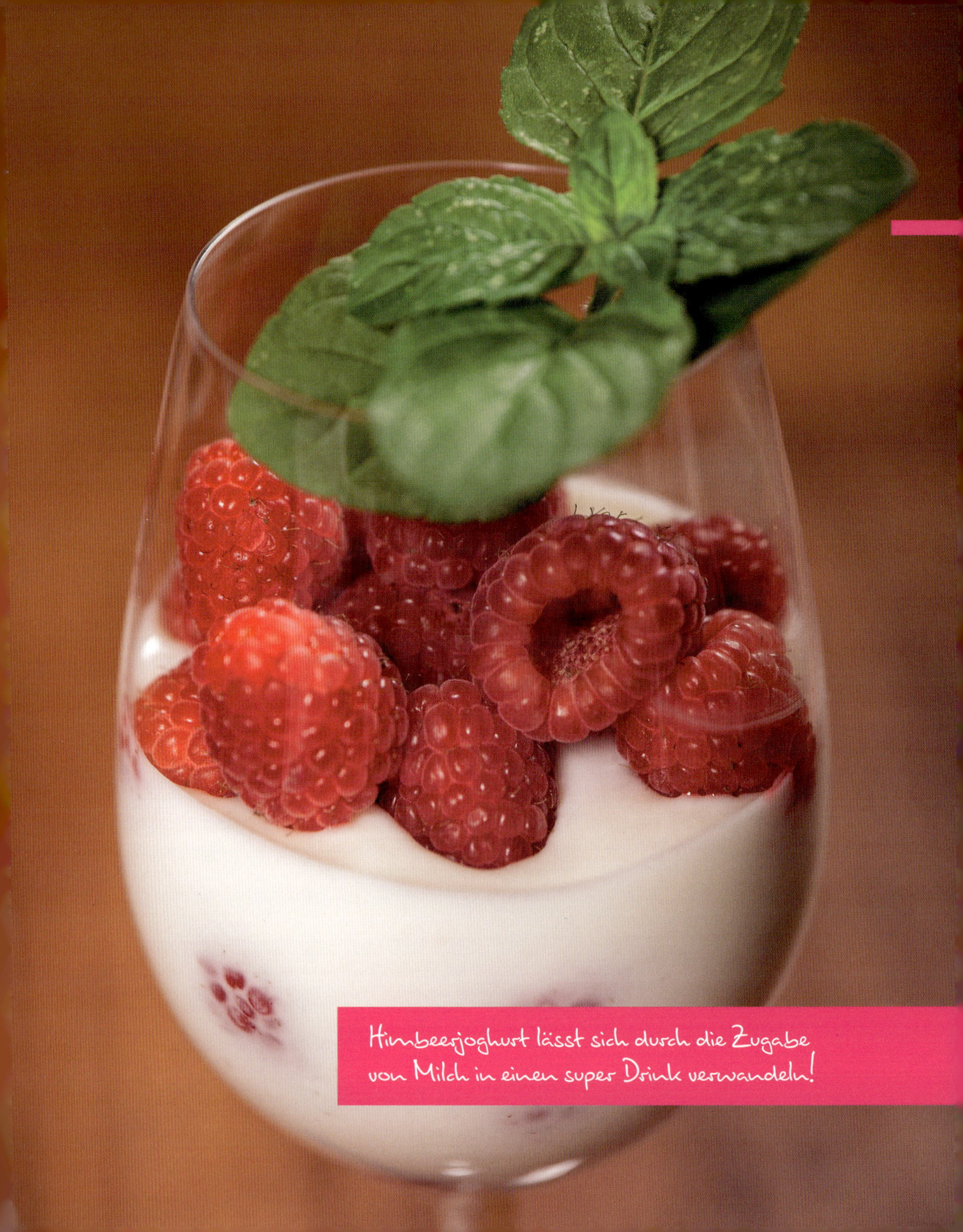

Himbeerjoghurt lässt sich durch die Zugabe von Milch in einen super Drink verwandeln!

Himbeerjoghurt

★★★

Julia & Marie Schnitzius

Zutaten für 1 Portion:

150 g Naturjoghurt

1 TL Honig

100 bis 150 g Himbeeren

1 EL Hirse- oder andere Getreideflocken

Zubereitung:

Den Joghurt mit dem Honig verrühren.
Die vorbereiteten Himbeeren zusammen mit den Getreideflocken unterheben.

Tipp

Die Himbeeren können auch püriert und durch ein Sieb gegeben werden, um störende Körnchen zu entfernen.

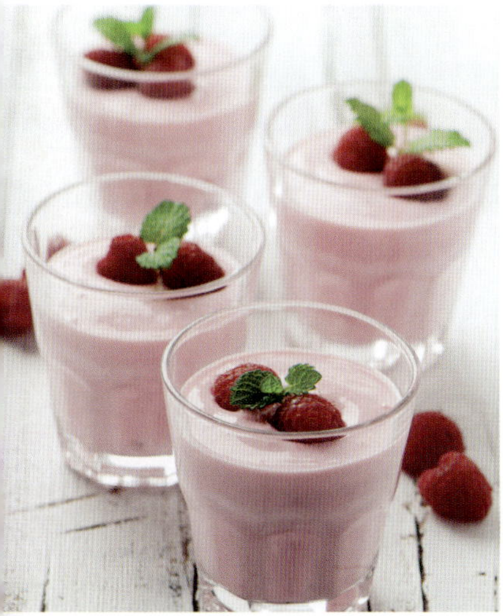

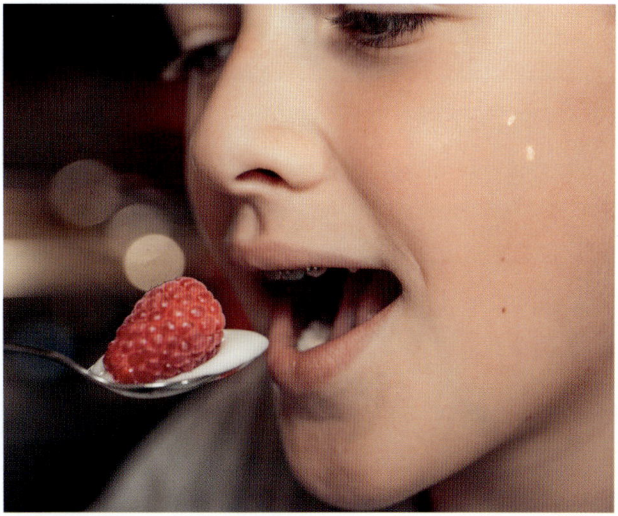

Frühstück & Desserts

★★★

Roher Obstaufstrich

Cathrin Neuner

Zutaten für 4 Portionen:

1 Banane

Einige Beeren (z. B. Erdbeeren, Himbeeren) oder 2 TL rote Marmelade

2 EL Quark

Zubereitung:

Alle Zutaten mit dem Pürierstab vermischen.

Frisch servieren!

Den Obstaufstrich auf frischem Brot ohne Rinde reichen.

Tipp

Statt Beeren einen kleinen Apfel fein reiben bzw. Aprikosen oder frische Pfirsiche pürieren und untermischen.

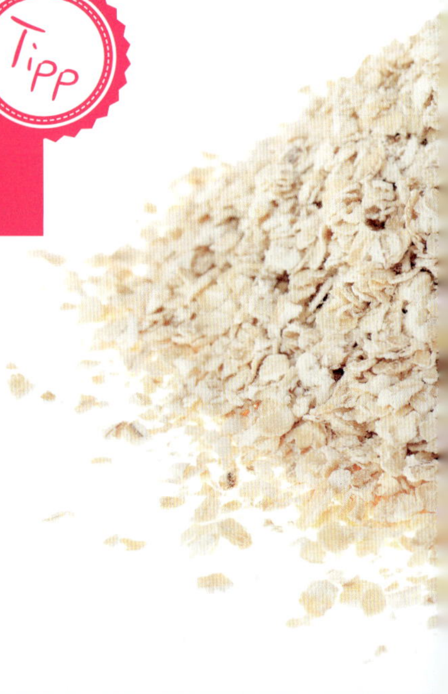

Müsli Bircher Art

Frühstück & Desserts

★★★

Dr. Manfred Jenni

Zutaten für 4 Portionen:

250 g Haferflocken (blütenzarte)

500 ml Milch

1 Banane

4 mittelgroße Äpfel

Zubereitung:

Die Haferflocken mit der Milch mischen.

Die Äpfel grob reiben und unter die Haferflockenmasse heben. Die Banane in feine Scheiben schneiden und ebenfalls unterrühren.

Das Müsli sofort servieren.

Je nach Kaufähigkeit des „Zahnspangenträgers" die Äpfel grob, fein oder sehr fein reiben.

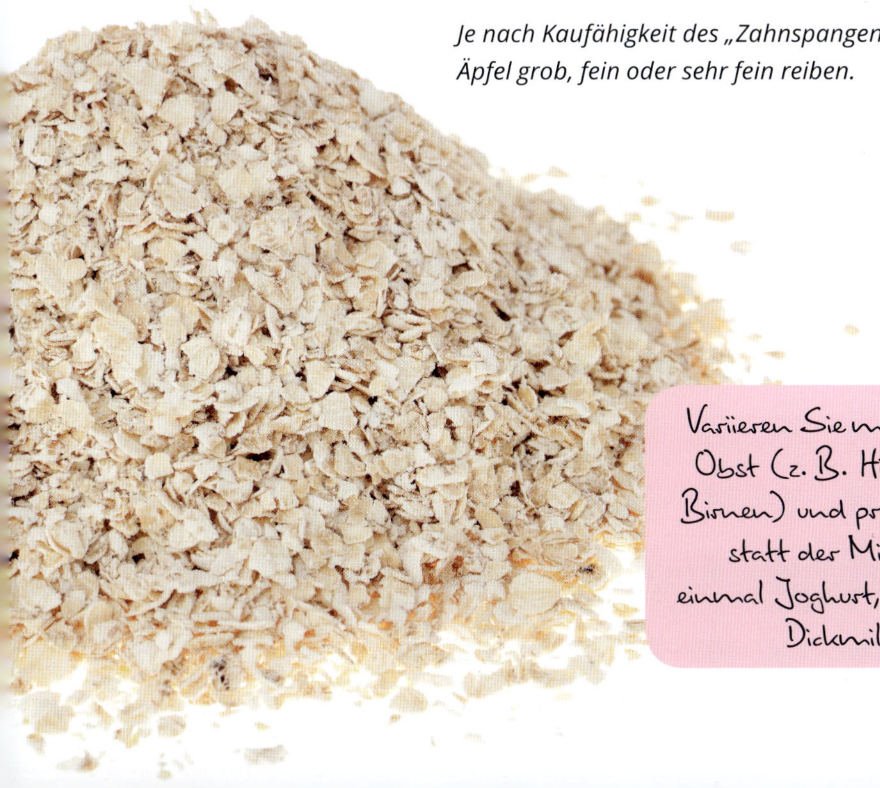

Variieren Sie mit weichem Obst (z. B. Himbeeren, Birnen) und probieren Sie statt der Milch auch einmal Joghurt, Kefir oder Dickmilch.

Frühstück & Desserts

Omelette mit Tomaten

★★★

Sandy Koeck

Zutaten für 4 Portionen:

2 mittelgroße Tomaten

2 EL Olivenöl

Salz

Schwarzer, frisch gemahlener Pfeffer

8 Eier

Zubereitung:

Tomaten waschen, Kerne entfernen und in ganz kleine Würfel schneiden.

Die Eier verquirlen, mit Salz und Pfeffer würzen und die Tomatenwürfel unter die Eiermasse mischen.

In einer beschichteten Pfanne das Olivenöl erhitzen. Aus der Ei-Tomaten-Masse bei schwacher Hitze ein Omelette backen.

Das Omelette vierteln und mit einigen Tomatenwürfeln garniert servieren.

Kinder essen dazu gern warme, weiche Milchbrötchen, mit Butter bestrichen!

Fünfkorn-Porridge

★★★

Prof. Dr. Philipp Meyer-Marcotty

Zutaten für 2 bis 4 Portionen:

90 g Haferflocken

90 g Dinkelflocken

90 g Gerstenflocken

150 g weiße Quinoa

85 g geschroteter Leinsamen

375 ml Wasser

500 ml Milch

Meersalzflocken

Milch und Honig zum Servieren

Zubereitung:

Haferflocken, Dinkelflocken, Gerstenflocken, weiße Quinoa und geschroteten Leinsamen vermischen. Eine Tasse dieser Mischung mit Wasser und Milch in einem Topf bei mittlerer Hitze und häufigem Rühren in 6 bis 8 Min. quellen lassen. Eine Prise Salz einrühren. Porridge auf tiefe Teller verteilen und mit Milch und Honig servieren.

Tipp

Den Rest der Körner-Flocken-Mischung kann man luftdicht verschlossen für ca. 3 Wochen, bis zum nächsten Bogenwechsel, aufbewahren.

Gibt Energie für den Tag und lässt sich auch bei aktiver Zahnbewegung verträglich essen!

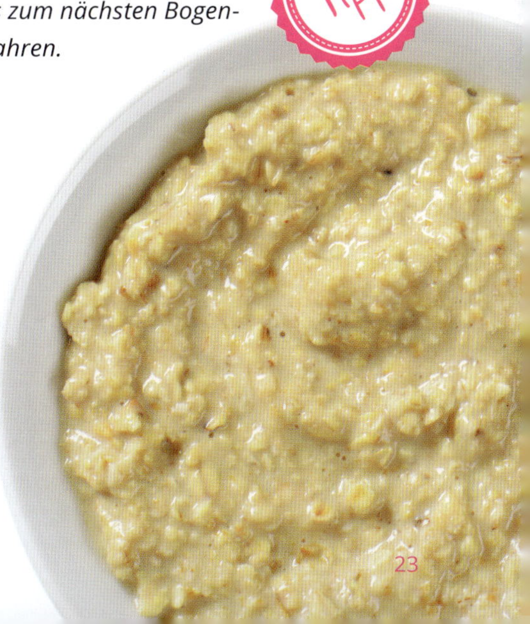

★★★

Dr. Despina Giannoulidou
Papadopoulou

„Tunke" Brot

Zutaten für 1 Portion:

300 ml Milch

200 g trockenes Brot vom Vortag oder auch älter

2 TL Kakaopulver

½ TL brauner Zucker, je nach Geschmack

Zubereitung:

Brot in mittelgroße Würfel schneiden.

Heiße oder warme Milch in eine Schale bzw. in einen Suppenteller geben. Kakaopulver und, wenn erwünscht, braunen Zucker darin auflösen und gewürfeltes Brot hineingeben und wenige Minuten einweichen lassen.

Tipp

Im Sommer geht das auch mit kalter Milch, dann aber das Brot längere Zeit (ca. 10 Min.) darin einweichen.

Fertig ist ein schmackhaftes, milchhaltiges Frühstück, das auch gut für den Tag stärkt. Gleichzeitig lässt sich trockenes, älteres, nicht frisches Brot verwerten.

Hirsepudding

Anke & Maja Fritzen

Zutaten für 4 Personen:

150 g Hirse
500 ml Milch
30 g Zucker
1 Päckchen Vanillezucker
2 EL Rosinen

Zubereitung:

Die Hirse in die kalte Milch einstreuen und auf kleiner Flamme etwas 20 Min. quellen lassen. Zucker, Vanillezucker und Rosinen unterrühren und den Hirsepudding sofort servieren.

Tipp

Hirsepudding mit Zimt und Zucker bestreut servieren!

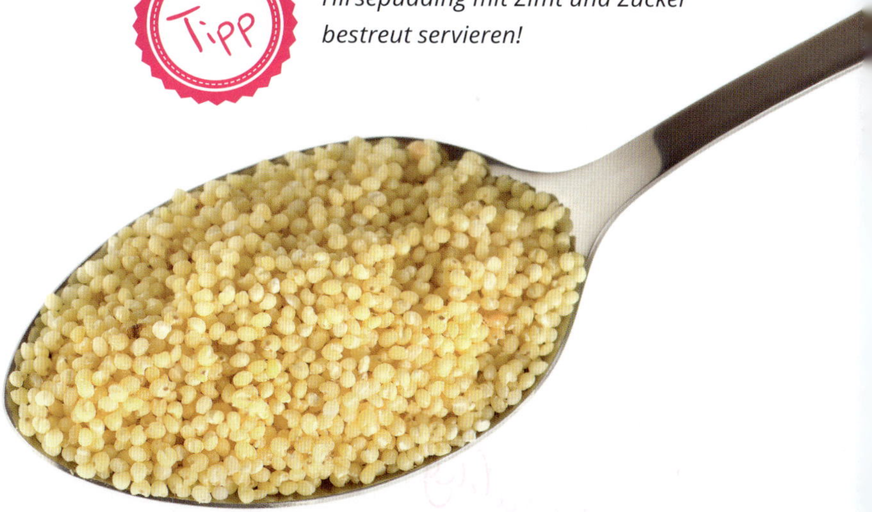

Schmeckt lecker und wird auch als
Zwischenmahlzeit bei großem Hunger akzeptiert!

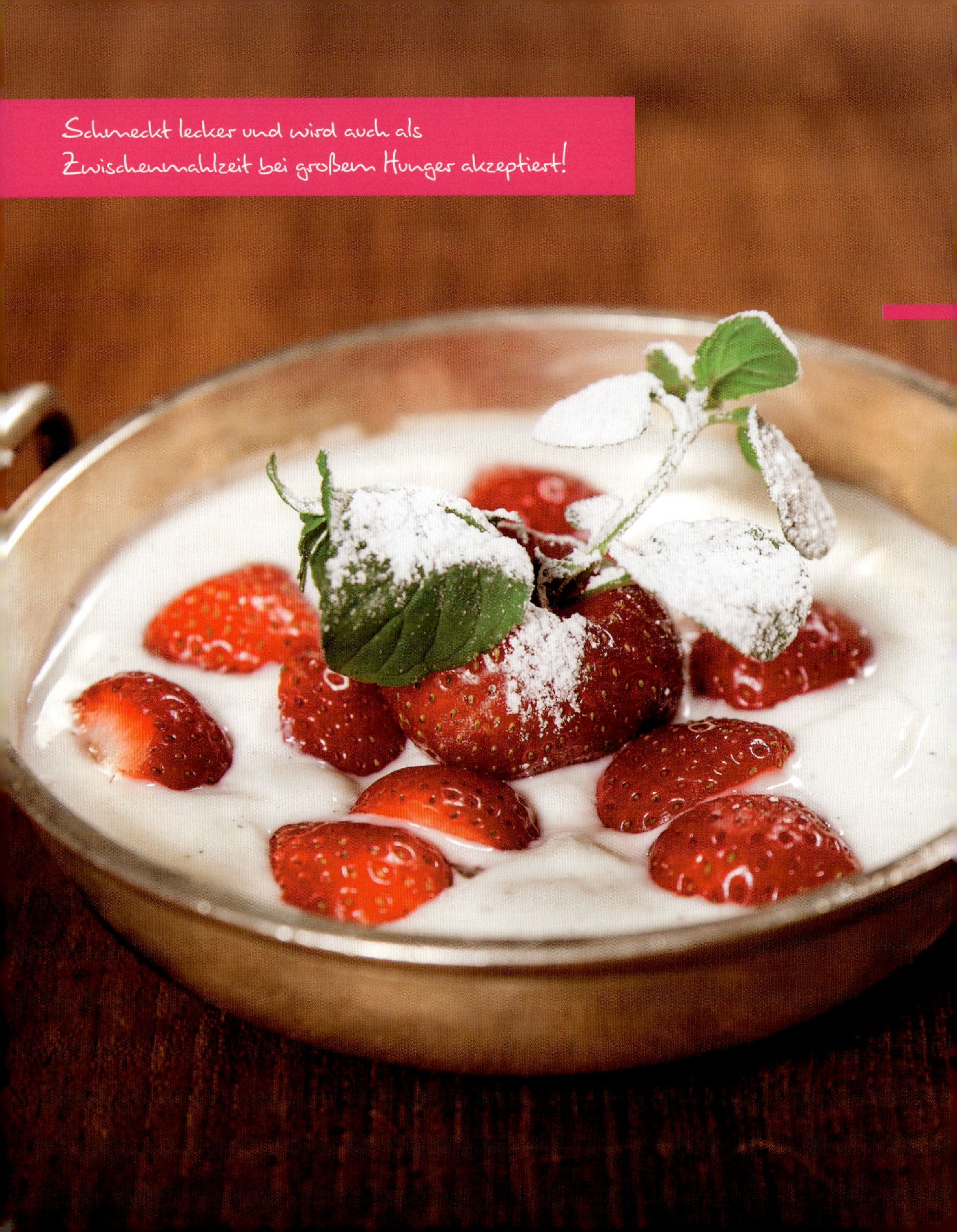

Vanillequark mit Erdbeeren

★★★

Praxis Dr. Apeldorn

Zutaten für 2 bis 3 Personen:

250 g Quark
150 g geschlagene Sahne
1 Vanilleschote
etwas Milch
1 TL Zitronensaft
Zucker nach Bedarf
500 g Erdbeeren

Zubereitung:

Quark, geschlagene Sahne und Mark der Vanilleschote verrühren. Den Zitronensaft ebenfalls unterrühren und nach Wunsch mit Zucker süßen.

Die Erdbeeren je nach „Kaufähigkeit" in kleine Stücke geschnitten oder püriert unter den Vanillequark mischen.

Tipp

Die Erdbeeren können nach Belieben gegen andere Beeren getauscht werden.

★★★

Rosinenbrot

Natalie Sommer

Zutaten für eine Kastenform mit 26 cm Länge:

500 g Mehl
1 Prise Salz
1 Päckchen Trockenhefe
250 ml Milch
80 g Fett (Margarine)
50 g Zucker
2 Eier
1 ungespritzte Zitrone
100 bis 150 g Rosinen

Zubereitung:

Mehl, Salz und Trockenhefe in eine Schüssel geben und mischen.

Milch mit der Margarine in einen Topf bei geringer Hitze erwärmen (Milch sollte lauwarm und die Margarine geschmolzen sein) und über das Mehl gießen und untermengen.

Zucker, Eier und die geriebene Zitronenschale ebenfalls dazu geben und den Teig solange rühren, bis er eine glatte, gleichmäßige und glänzende Beschaffenheit hat und Blasen wirft. Dies geht am besten mit einer Küchenmaschine oder einem Handrührgerät!

Die Rosinen leicht mit Mehl bestäuben und in den fertigen Teig einarbeiten. Teig in die gefettete Kastenform füllen, Oberfläche mit Wasser etwas befeuchten und zugedeckt an einem warmen Ort gehen lassen, bis sich die Teigmenge verdoppelt hat. Gegangenes Rosinenbrot mit lauwarmer, flüssiger Butter besteichen, dann bei 175 °C (Umluft) 45 bis 60 Min. backen.

Rosinenbrot noch lauwarm mit Butter und Marmelade servieren.

Rosinenbrot ist für das Sonntagsfrühstück wunderbar geeignet und besonders zahnspangenfreundlich!

Apfelauflauf

★★★

Isabell Ludwig

Zutaten für 4 Portionen:

1 kg Äpfel

2 EL Zucker

1 TL Zimt

Saft einer Zitrone

150 ml Wasser oder Apfelsaft

100 g Mehl

50 g Zucker

1 Prise Salz

60 g geschmolzene Butter

200 g Crème fraîche oder Schlagsahne zum Servieren

Zubereitung:

Äpfel schälen, Kerngehäuse entfernen und in Spalten schneiden.

Die Äpfel mit Zucker, Zimt, Zitronensaft und Wasser in einem Topf aufsetzen und bissfest kochen. Die Äpfel anschließend in eine flache Auflaufform geben.

Für die Streusel Mehl, Zucker, Salz und Butter miteinander vermengen. Das geht am besten mit der Hand, es bilden sich fast automatisch Streusel.

Die Streusel auf die Apfelmasse geben und anschließend unter Oberhitze im Backofen bei 200 °C überbacken, bis die Masse leicht gebräunt ist.

Zum noch warmen Apfelauflauf die Crème fraîche oder die Schlagsahne servieren.

Nicht nur für kleine „Schleckermäulchen"...

★★★

Cathrin Hirsch

Kirschgrütze mit Frischkäsecreme

Zutaten für 4 Personen:

200 g Sahne

150 g Frischkäse

50 g Naturjoghurt

50 g Zucker

1 Päckchen Vanillezucker

Saft einer ½ Zitrone

500 g Kirschgrütze (Fertigprodukt aus dem Kühlregal)

Zubereitung:

Sahne steif schlagen. Frischkäse, Naturjoghurt, Zucker und Vanillezucker verrühren und die geschlagene Sahne unterheben.

Die Grütze in kleine Schüsseln geben und Frischkäsecreme auf der Kirschgrütze verteilen. Vor dem Servieren für mindestens 2 Stunden im Kühlschrank kühlen.

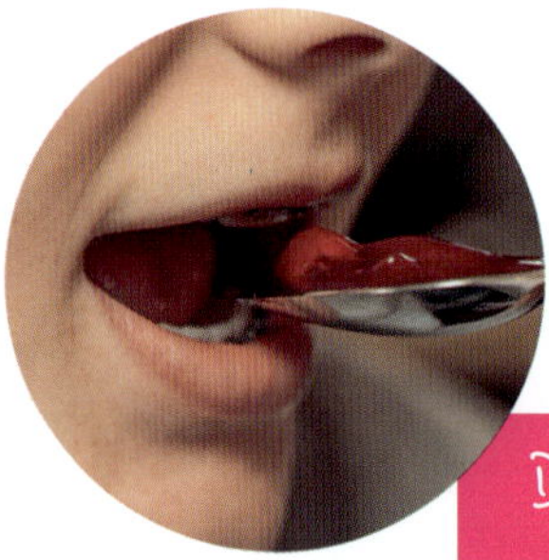

Diese Süßspeise schmeckt der gesamten Familie – nicht nur mit Zahnspange!

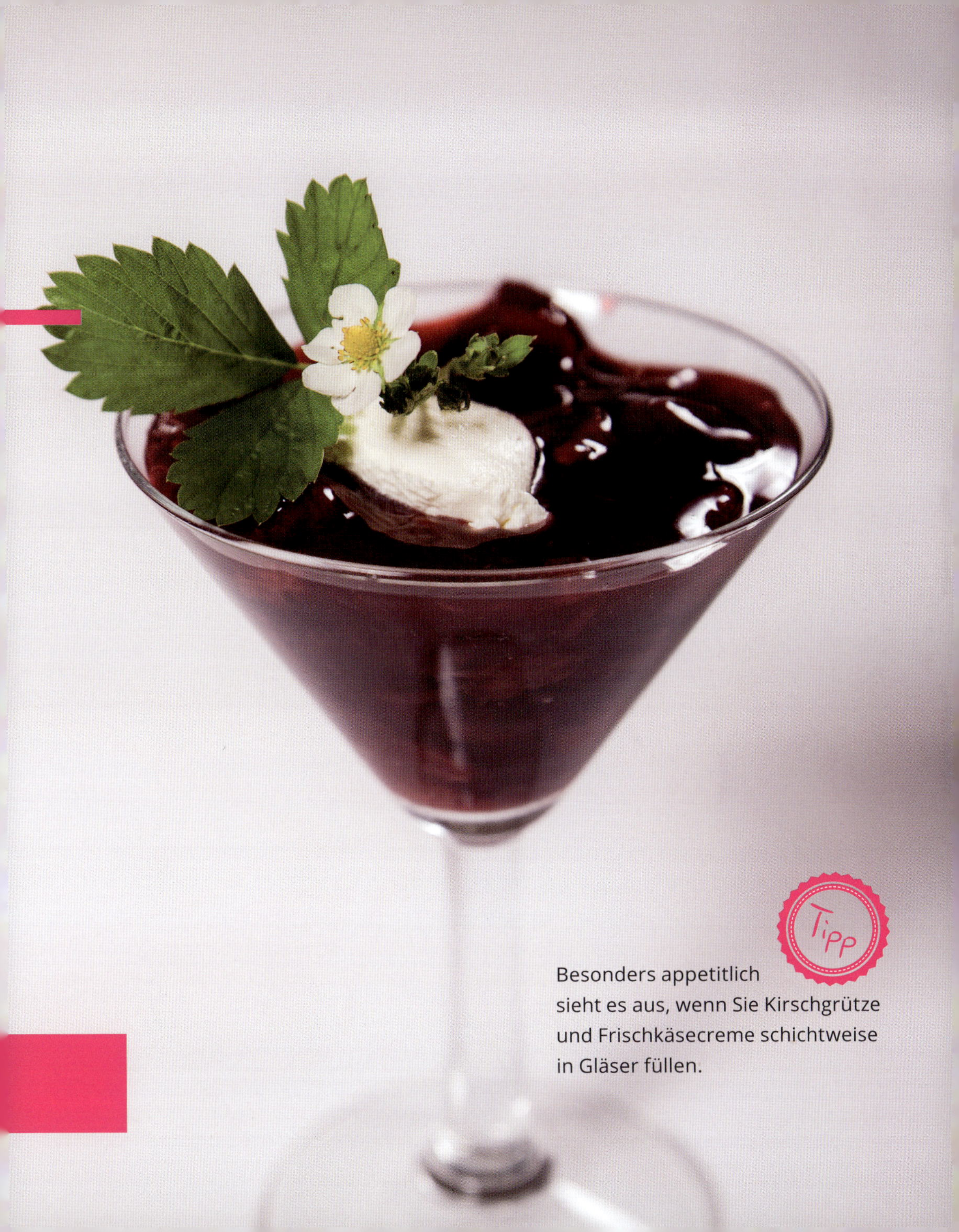

Tipp

Besonders appetitlich sieht es aus, wenn Sie Kirschgrütze und Frischkäsecreme schichtweise in Gläser füllen.

Rotweinkuchen

Kristina Collmann

Zutaten für eine Backform (26 cm Ø):

250 g Butter
250 g Zucker
1 Päckchen Vanillezucker
4 Eier
125 ml Rotwein
1 TL Zimt
250 g Mehl
1 Päckchen Backpulver
2 TL Kakaopulver
100 g Schokostreusel

Zubereitung:

Weiche Butter, Zucker, Vanillezucker und Eier (einzeln dazugeben) schaumig rühren. Rotwein und Zimt unterrühren.

Danach die restlichen Zutaten unterheben. Den Teig in eine gefettete Kuchenform füllen und im vorgeheizten Backofen bei 175 °C (Umluft) 40 bis 50 Min. backen.

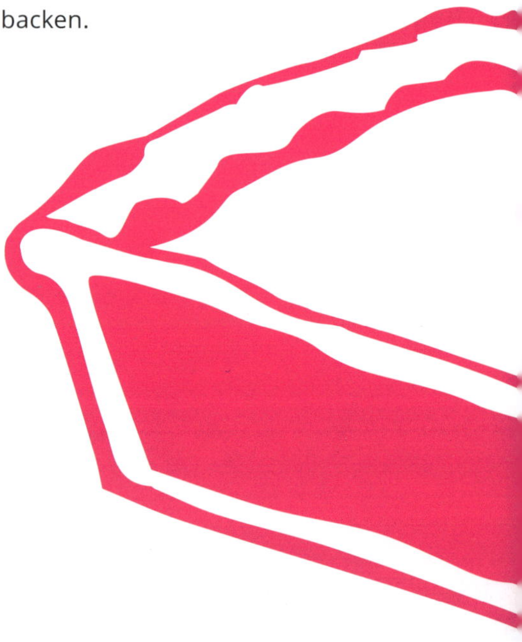

Der Kuchen hält sich mehrere Tage frisch und ist auch als Pausenbrot geeignet!

„Versunkener" Äpfelkuchen

★★★

Eva Hirsch

Zutaten für eine Backform (26 cm Ø):

Belag:

4 bis 5 Äpfel

Rührteig:

125 g Butter

125 g Zucker

2 Eier

4 Tropfen Zitronenaroma

200 g Mehl

2 gestr. TL Backpulver

2 bis 4 EL Milch

Zubereitung:

Äpfel schälen, Kerngehäuse entfernen und in Viertel teilen.

Alle Zutaten für den Rührteig in eine Schüssel geben und mit einem elektrischen Handrührgerät zu einem glatten Teig verrühren.

Den Teig in eine gefettete Springform geben und die Apfelviertel gleichmäßig darauf verteilen und im vorgeheizten Ofen bei 175 °C (Umluft) 40 bis 50 Min. backen. Nach dem Erkalten mit Puderzucker bestreuen.

Die Äpfel sinken beim Backen in den Teig ein, daher der Name „Versunkener" Apfelkuchen.

Rührkuchen können „Zahnspangenträger" immer essen!

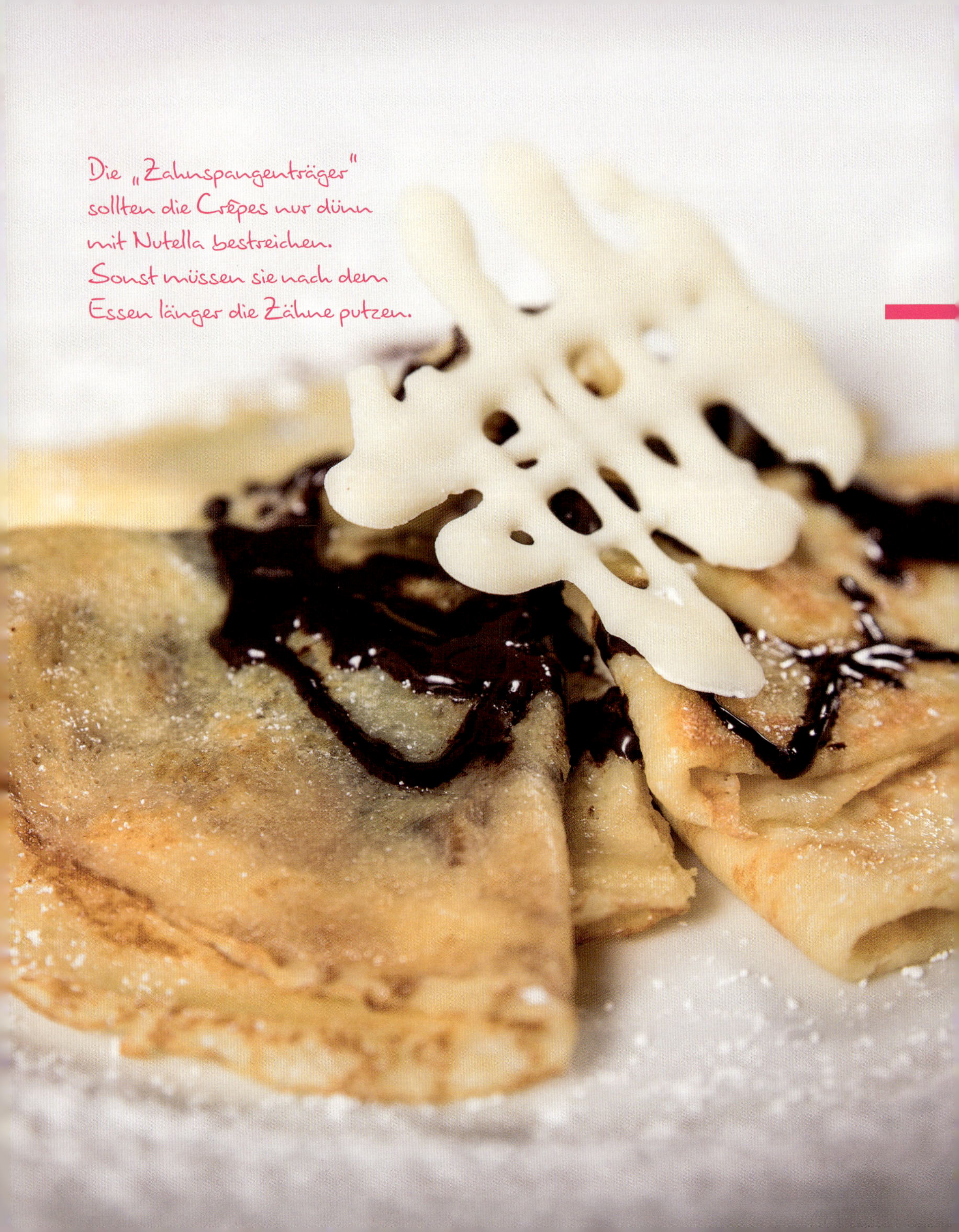

Die „Zahnspangenträger" sollten die Crêpes nur dünn mit Nutella bestreichen. Sonst müssen sie nach dem Essen länger die Zähne putzen.

Crêpes mit Nutella oder Mandelquark

★

Lucas Krüger

Zutaten für 8 Crêpes:

Crêpes-Teig:

250 g Mehl

2 Eier

1 Prise Salz

250 ml Milch

250 ml kohlensäurehaltiges Wasser

Öl oder Butter zum Backen

Mandelquark:

125 g Quark

250 ml Milch

150 g Crème fraîche

½ TL vom Mark einer Vanilleschote

2 EL Honig

100 g fein gemahlene Mandeln

Zubereitung:

Alle Zutaten gut mischen und den Teig 10 Min. im Kühlschrank quellen lassen.

Den Crêpes-Teig portionsweise in eine beschichtete Pfanne geben und hauchdünn verstreichen und auf beiden Seiten hell backen. Danach auf einen Teller gleiten lassen und nach Belieben mit Nutella bestreichen. Nun die Crêpes in Viertel zusammenlegen oder zu einer Rolle formen. Besonders gut schmecken die Crêpes, wenn sie in Butter gebacken werden.

Variante mit Mandelquark: Die Zutaten für den Mandelquark glattrühren und die Crêpes damit bestreichen, zusammenrollen und in eine gefettete Auflaufform schichten. Auf mittlerer Schiene bei 200 °C etwa 10 bis 15 Min. backen. Herausnehmen und sofort servieren.

Beide Crêpes-Varianten schmecken einfach köstlich!
Mit Mandelquark vergeben wir sogar ★★★ !

★★

Eierpfannkuchen

Eva Schäfer

Zutaten für 4 Personen:

4 Eier
500 ml Milch
250 g Mehl
40 g Zucker
1 Prise Salz
Öl zum Ausbacken

Zubereitung:

Die Eier trennen und das Eiweiß steif schlagen. Die Eigelbe mit Milch, Mehl, Zucker und Salz zu einem glatten Teig verarbeiten. Etwa eine halbe Stunde quellen lassen. Den Eischnee vorsichtig unter die Teigmasse heben.

Öl in einer beschichteten Pfanne erhitzen und dünne Eierpfannkuchen backen.

Noch warm nach Belieben mit Marmelade bestreichen, zusammenrollen und mit Puderzucker bestäuben.

Tipp

Sie können auch frisches Obst (Zwetschgen, entsteinte Kirschen, Apfelstückchen) in den Teig geben und mitbacken. Für „Zahnspangenträger" sind Apfelstückchen am besten geeignet.

Waffeln

Frühstück & Desserts

Alana & Melanie Welsch

Zutaten für 4 Personen:

100 g Butter

100 g Zucker

1 Prise Salz

3 Eier

250 g Mehl

250 ml Milch

½ Päckchen Backpulver

Fett zum Bestreichen des Waffeleisens

Zubereitung:

Weiche Butter mit Zucker und Salz schaumig rühren. Nach und nach die Eier hinzufügen und zu einer schaumigen Masse rühren. Mehl abwechselnd mit der Milch in die Teigmasse rühren. Zugedeckt ca. 30 Min. quellen lassen. Backpulver hinzufügen und den Teig noch einmal durchrühren. In einem vorgeheizten Waffeleisen portionsweise goldgelb backen. Die fertigen Waffeln auf einem Gitterrost abkühlen lassen oder sofort warm servieren.

Zu den Waffeln passen als Beilagen rote Grütze, Kompott, Schlagsahne oder Vanillesoße.

Waffeln schmecken immer. Besonders für Geburtstagsfeste sind Waffeln der Hit.

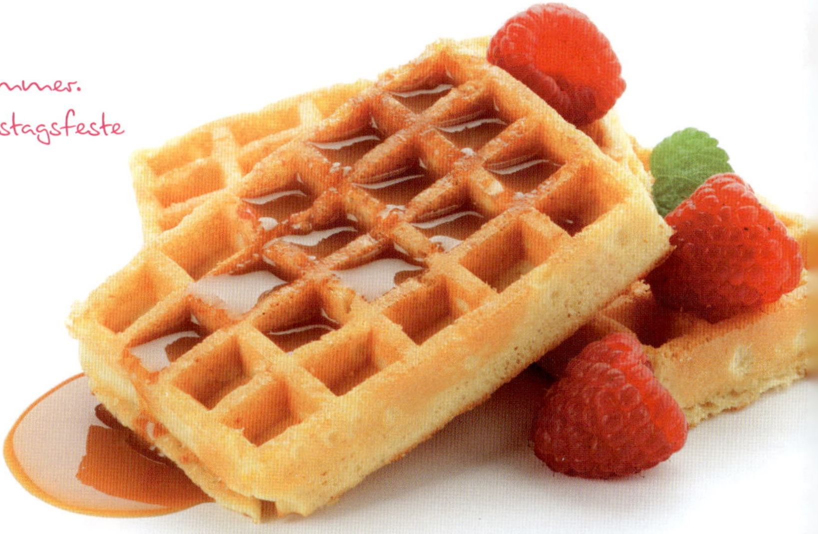

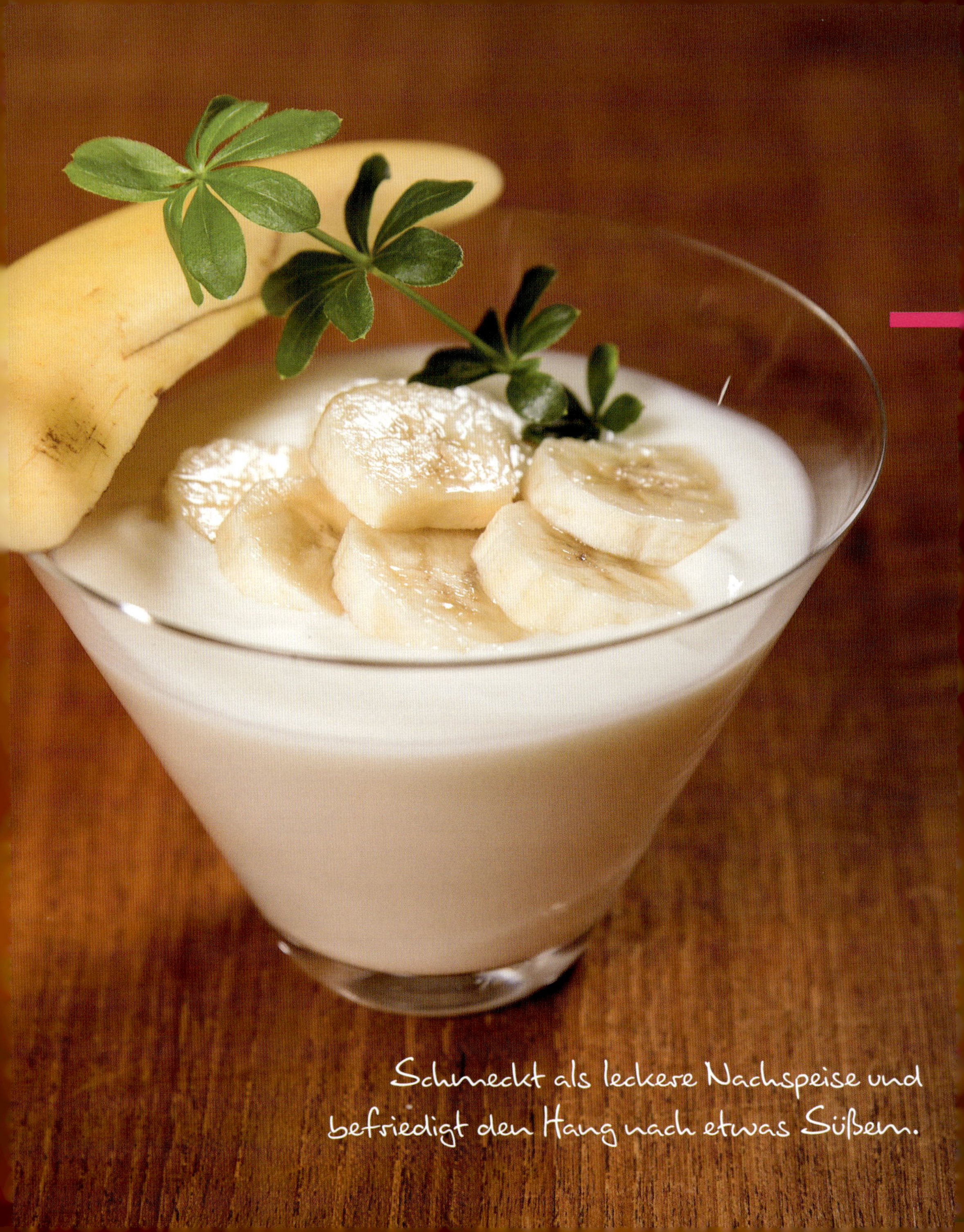

Schmeckt als leckere Nachspeise und
befriedigt den Hang nach etwas Süßem.

Bananenschaum im Glas

Frühstück & Desserts

★★★

Familie Gesser

Zutaten für 4 Portionen:

2 bis 4 Bananen,
je nach Größe

250 g Sahne

1 Eiweiß

1 Päckchen Vanillezucker

etwas roter Beerensirup

Zubereitung:

Die reifen Bananen mit der Gabel zerdrücken und mit dem Pürierstab schaumig rühren.

Die Sahne und das Eiweiß jeweils getrennt mit dem Vanillezucker steif schlagen und vorsichtig unter die Bananencreme ziehen.

Auf den Boden von 4 Gläsern etwas Sirup verteilen und den Bananenschaum darauf geben.

★★

Dr. Krenare Agani

Äpfelkuchen mit Schokolade

Zutaten für eine Backform (30 cm):

2 Eier
200 g Zucker
100 ml Öl
1 Tasse Milch
200 g Mehl
3 EL Kakaopulver
1 Päckchen Backpulver
6 bis 7 Äpfel
Kuvertüre

Zubereitung:

Eier trennen. Eigelbe mit Zucker, Öl und Milch schaumig rühren. Mehl, Kakao- und Backpulver mischen und zur Schaummasse geben.

Die Mischung auf ein gefettetes Backblech geben und im vorgeheizten Backofen bei 200 °C etwa 10 Min. backen.

Die Äpfel reiben und Eiweiß zu Eischnee schlagen. Danach die geriebenen Äpfel unter den Eischnee mischen und auf dem Teig verteilen. Bei 150 °C noch weitere 20 Min. backen.

Den ausgekühlten Kuchen mit einer Schokoglasur (Kuvertüre) überziehen.

So lecker, dass man die Beschwerden vergisst …

Schweizer Schoggikuchen

★★★

Dr. Peter Göllner

Zutaten für eine Backform (26 cm):

5 Eigelb

200 g Zucker

200 g weiche Butter

100 g dunkle Schokolade

200 g gemahlene Haselnüsse

5 Eiweiß

1 Prise Salz

Zubereitung:

Eigelb mit Zucker schaumig rühren, weiche Butter unterrühren. Eiweiß zu festem Eischnee schlagen.

Schokolade zerkleinern und im Wasserbad schmelzen. Schokolade zusammen mit den Haselnüssen zu der Eigelb-Zucker-Butter-Masse geben und Eischnee locker unterziehen. Zum Schluss die Prise Salz zugeben.

Eine Springform mit Backpapier auslegen und den Teig einfüllen.

Bei 180 °C (Umluft) in der Mitte des Backofens 50 Min. backen.

Grüezi aus der Schwiiz

★★

Schokoladencreme

Zutaten für 4 Personen:

100 g Zartbitterschokolade
100 g Vollmilchschokolade
4 Eigelb
3 EL Zucker
2 Eiweiß
250 g Sahne

Zubereitung:

Die Schokolade grob zerkleinern und im Wasserbad schmelzen. Eigelb mit 2 EL Zucker cremig rühren und die abgekühlte Schokolade langsam dazugießen und rasch unterrühren.

Eiweiß mit 1 EL Zucker zu festem Eischnee schlagen. Nach und nach unter die Eigelb-Schokoladenmasse heben. Die Sahne steif schlagen und ebenfalls unter die Schokoladenmasse geben. Im Kühlschrank fest werden lassen.

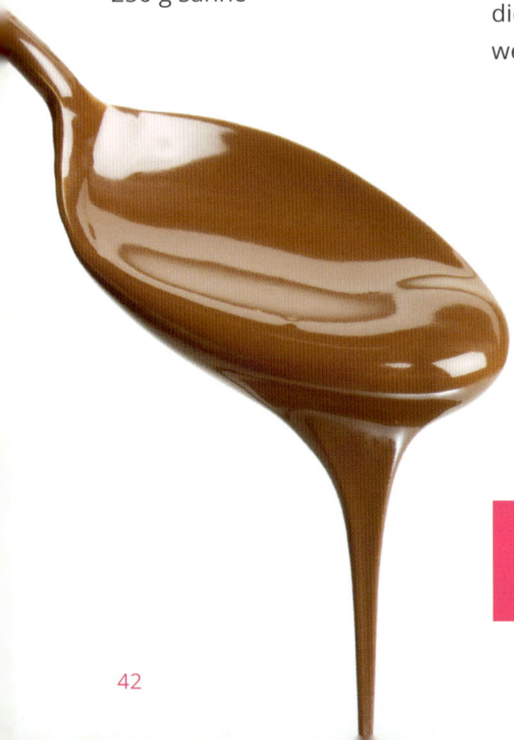

Tipp

Da „Spangenträger“ die ersten Wochen keine Schokolade essen können, ist die Schokoladencreme eine wunderbare Alternative.

Schokolade tröstet außerdem bei Schmerzen und unangenehmen Empfindungen!

Snacks & Vorspeisen

Lässt sich wunderbar vorbereiten und kann auch zum Mittag- oder Abendessen serviert werden. Dazu reicht man Brot, das von den „Zahnspangenträgern" gestippt werden kann.

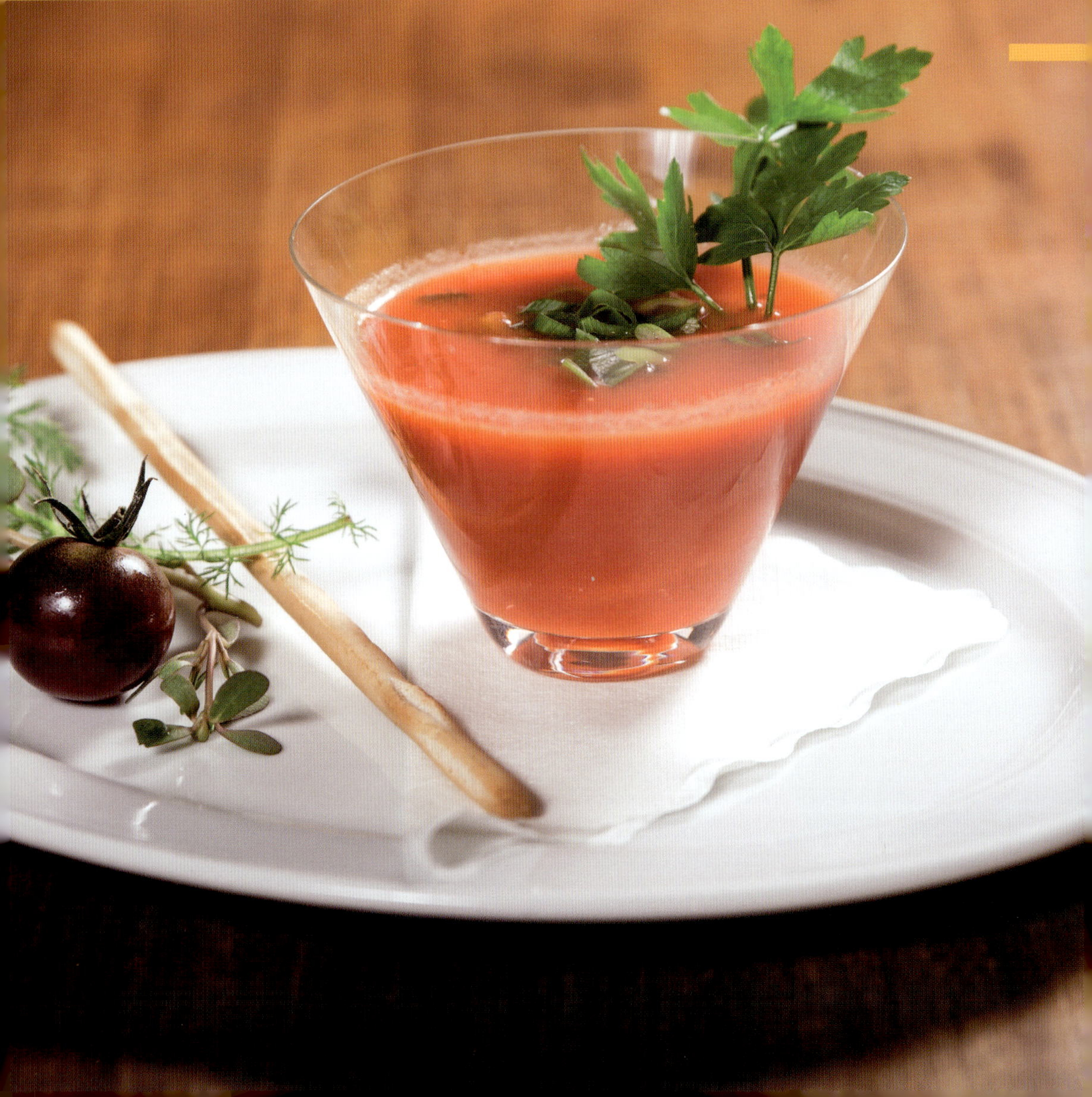

Gazpacho

(Kalte spanische Tomatensuppe)

★★★

Stefan Förster

Zutaten für 4 Personen:

2 bis 3 Scheiben Brot ohne Körner

1 Salatgurke

1 Paprika

1 Knoblauchzehe

10 bis 15 reife Fleischtomaten

Olivenöl

Essig (z. B. Balsamico-Essig)

Salz

Zubereitung:

Brot in kaltem Wasser einweichen. Knoblauch schälen und klein hacken. Salatgurke schälen und Würfeln. Paprika entkernen und würfeln. Tomaten enthäuten (Tomate in sehr heißes Wasser eintauchen, mit kaltem Wasser abschrecken und Haut abziehen), Strunk entfernen und würfeln.

Alle vorbereiteten Zutaten (auch das Brotwasser) im Mixer gut pürieren. Suppe mit Essig, Öl und Salz abschmecken.

2 bis 3 Stunden im Kühlschrank ziehen lassen, sodass sich der Geschmack intensiviert.

Milchbrötchen sind besonders weich und deshalb für „Zahnspangenträger" immer ein willkommener Snack!

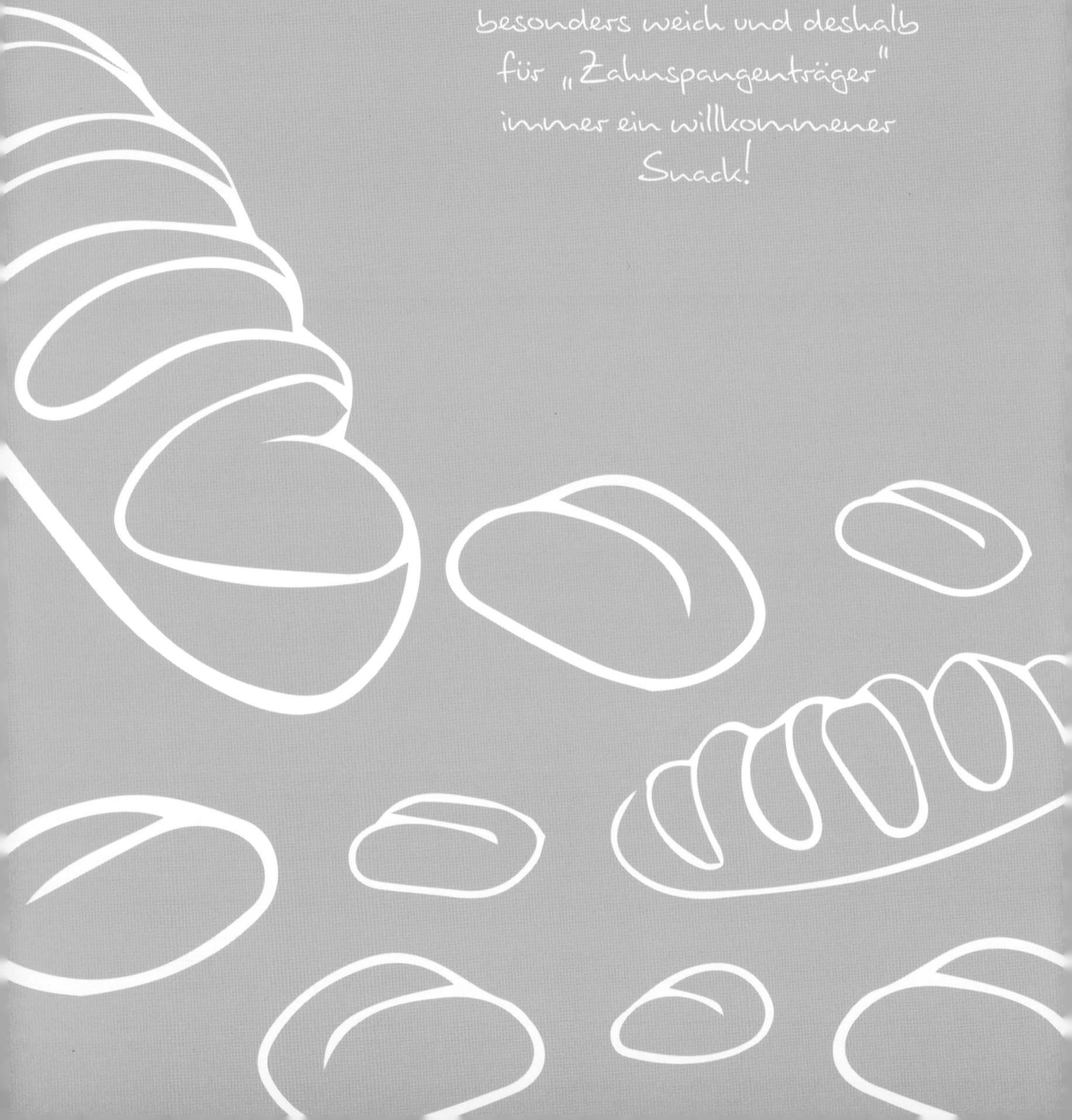

★★★

Milchbrötchen aus England

Susanne Dreßen

Zutaten für 8 Stück:

250 g Mehl
3 TL Backpulver
50 g Butter oder Margarine
150 ml Milch
1 TL Zucker
1 Prise Salz
1 Eigelb zum Bestreichen

Zubereitung:

Mehl mit Backpulver in eine Schüssel geben.

Kleingeschnittene Butter mit Milch, Zucker und Salz zugeben und mit dem Knethaken des Handrührgerätes oder der Küchenmaschine alle Zutaten zu einem geschmeidigen Teig verarbeiten.

Anschließend zu einer etwa 16 cm langen Rolle formen und 15 Min. kühl stellen.

Danach in 8 gleich große Stücke schneiden, zu Kugeln formen und auf ein Backblech setzen.
Die Brötchen mit dem verquirlten Eigelb bestreichen und im Backofen bei 200 °C (Umluft) 20 Min. backen.

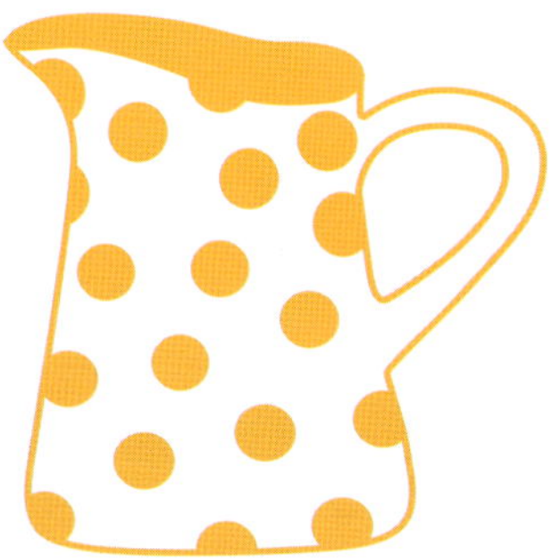

Die Brötchen schmecken hervorragend mit Erdbeerkonfitüre, Honig oder mit frischem Obstaufstrich. Sie können auch auf Vorrat gebacken werden und eignen sich gut zum Tiefkühlen.

★★★

Eva Schäfer

Zucchini-Röllchen mit Quark

Zutaten für 4 bis 6 Personen:

2 kleine Zucchini (500 g)

4 EL Olivenöl

2 Knoblauchzehen

Salz, Pfeffer

125 g Quark

2 EL Mineralwasser

2 TL Zitronensaft

Holzspießchen (Zahnstocher) zum Zusammenstecken

Zubereitung:

Die Zucchini längs in dünne Scheiben schneiden.

In einer großen Pfanne das Öl mitsamt dem Knoblauch (in kleinen Stücke) erhitzen. Die Zucchinischeiben portionsweise darin braten.

Die Scheiben auf Küchenpapier entfetten und mit Salz und Pfeffer würzen.

Quark mit Mineralwasser glatt rühren und mit Salz, Pfeffer und Zitronensaft abschmecken.

Jeweils etwas Quark auf eine Zucchinischeibe streichen, die Scheibe aufrollen und mit dem Holzspießchen zustecken.

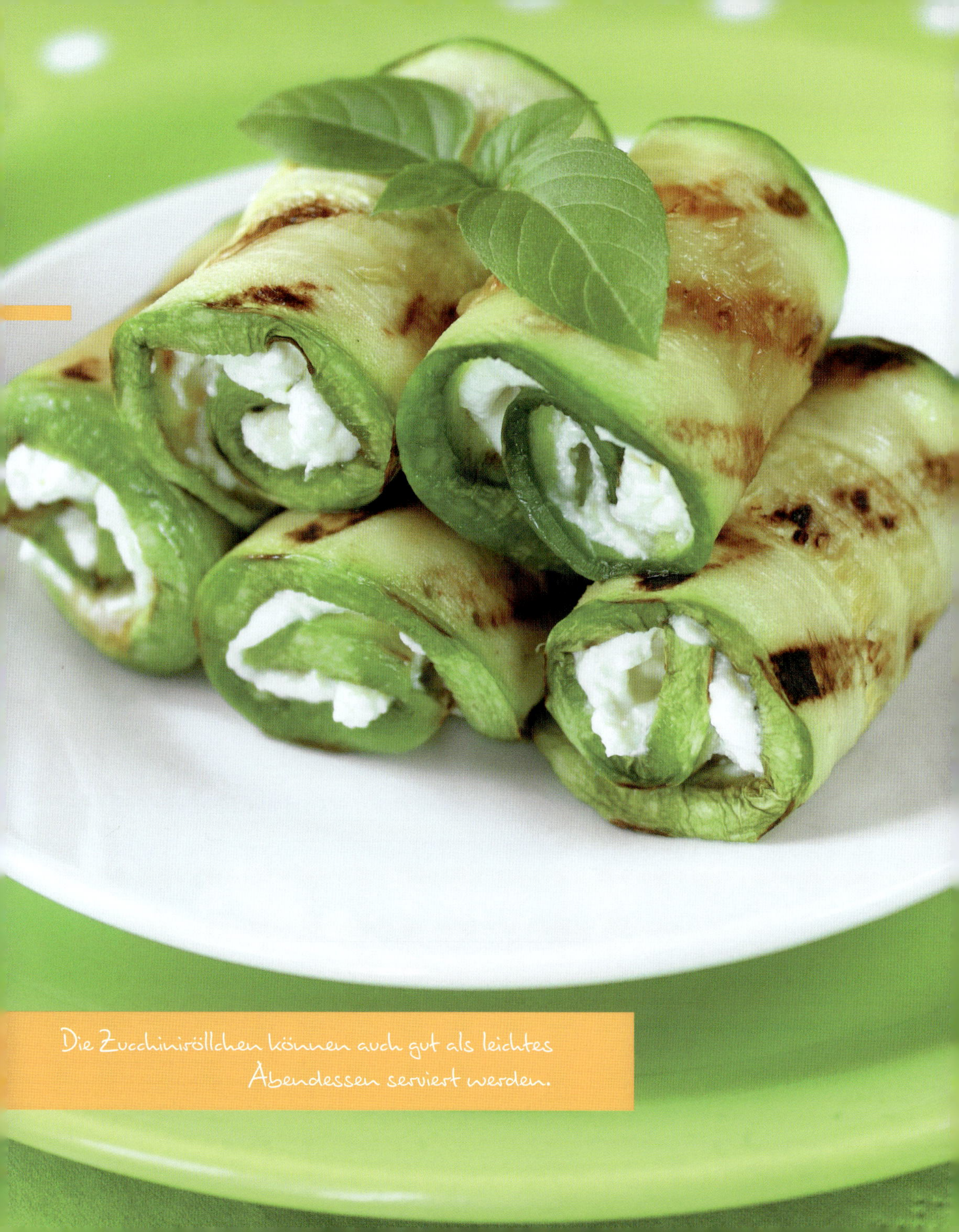

Die Zucchiniröllchen können auch gut als leichtes Abendessen serviert werden.

★

Thomas Mertesdorf

Kräuter-Knoblauchbutter

Zutaten:

200 g weiche Butter

200 g Frischkäse

4 EL Ajvar

2 TL Sambal Oelek (sehr scharf)

1 TL Salz

3 Knoblauchzehen

frische Kräuter

Zubereitung:

Knoblauch mit der Knoblauchpresse pressen und die Kräuter fein haken. Alle Zutaten in eine Schüssel geben und mit dem Pürierstab gut mischen.

Mindestens 1 Stunde im Kühlschrank kühlen.

Die Kräuter-Knobi-Butter mit beliebigen Brotsorten zum Dipp servieren.

Buttermischung hält sich im Kühlschrank mehrere Tage.

Für die „Zahnspangenträger" weiche Brotsorten wählen oder Brot ohne Rinde.

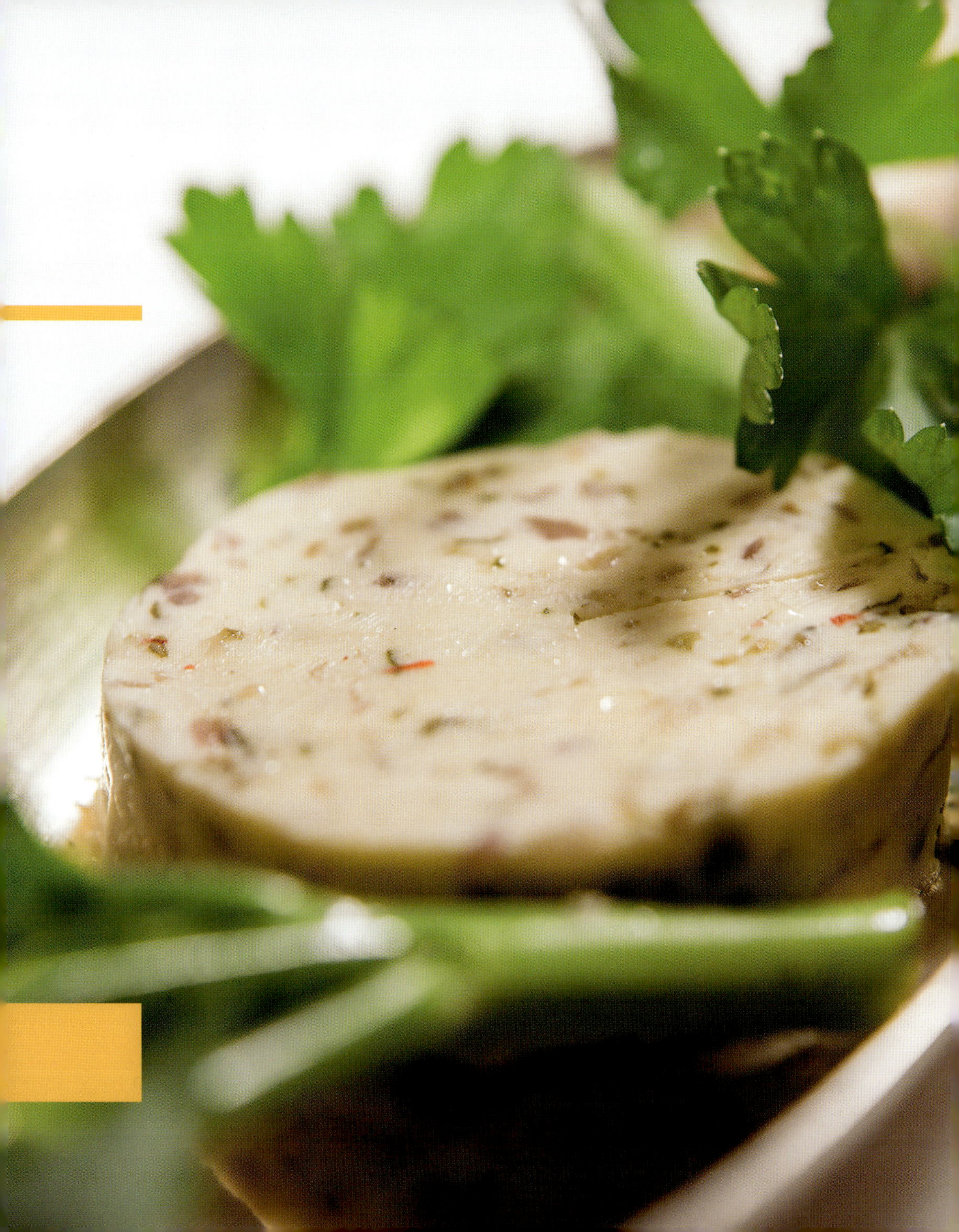

★★★

Dr. Krenare Agani

Maismehl-Spinat-Kuchen

Zutaten für eine Backform (26 cm):

4 Eier

500 ml Milch

½ Tasse Olivenöl

200 g Fetakäse, bröseln

½ EL Salz

1 Päckchen Backpulver

1 Tasse Vollkornmehl

2 Tasse Maismehl

500 g frischer Blattspinat, gewaschen und klein geschnitten, alternativ 1 Packung Tiefkühlspinat

Zubereitung:

Alle Zutaten der Reihenfolge nach miteinander zu einem glatten Rührteig verarbeiten und in eine gefettete Kuchenform einfüllen.

Bei 200 °C ungefähr 40 Min. backen.

Dieser Kuchen ist einfach, weich und gesund.

Pommes Frites (griechische Art)

Dr. Despina Giannoulidou Papadopoulou

Zutaten für 1 Portion:

2 bis 3 Kartoffeln
Frittierfett
Öl zum Braten
1 Ei (geschlagen)
geriebener Käse
Oregano

Zubereitung:

Kartoffeln für Pommes vorbereiten und frittieren.

Pommes in eine Pfanne geben und das geschlagene Ei darüber geben, kurz (ca. 1 Min.) backen.

Nun nur noch mit Salz und/oder geriebenem Käse und/oder Oregano betreuen.

Tipp

Es ist auch möglich, die Kartoffeln in Scheiben geschnitten in einer Pfanne oder im Backofen ca. 20 Min. zu braten. Das spart Fett!

Homok ist ein faszinierendes thailändisches Gericht, welches buchstäblich auf der Zunge zergeht und dabei die kulinarischen Sensoren zum Schwingen bringt.

Es ist bestens für Spangenträger geeignet, da es bei richtiger Zubereitung keine Bestandteile enthält, die sich in den Brackets verfangen könnten, und auch so weich ist, dass keines der teuren Teile abgebissen werden könnte.

Homok – auf deutsch auch „Hammok" ausgesprochen – heißt so viel wie Fisch im Schlafrock. Die Fischpaste wird dabei original in Bananenblätter eingehüllt und in kochendem Wasser gedünstet. Selbstverständlich kann man statt Bananenblätter, die in Deutschland nicht immer so leicht zu bekommen sind, auch Alufolie verwenden.

Durch das Verringern des Chilianteiles ist es auch ein gutes Fischgericht für Kinder – ganz ohne Gräten!

Meine Frau kocht das Homok in Deutschland immer mit einer selbstgemachten Thai-Curry-Paste und mit viel Knoblauch. Mit dem Fisch kann man dann auch nach Belieben variieren. Mir schmeckt es am besten, wenn statt Garnelen und Muscheln nur Fisch verwendet wird. Meine Empfehlung ist, alles aus frischem Lachs zuzubereiten oder mit 50 % Lachs und 50 % Dorade.

Auf der Grundlage des hier beschriebenen Rezeptes können Sie mit Ihrer Fantasie spielen und immer neue, eigene Rezepte erfinden.

Homok wird in Thailand als eines von vielen „Beigerichten" mit gebratenem Fisch Som Tam Thai oder Garnelen gereicht. Selbstverständlich kann man es auch separat zubereiten und mit gekochtem Reis servieren.

Fangen Sie an! Mir läuft schon jetzt das Wasser im Munde zusammen!

Homok-Thalee (Homok mit Meeresfrüchten)

Snacks & Vorspeisen

★★★

Prof. (KKU) Dr. Gerhard Polzar

Zutaten für ca. 9 Homoks (3 Personen):

100 g Thai Curry (selbst herstellen oder aus dem Asia-Laden)

100 g Fischfilet

100 g Garnelen

100 g Miesmuscheln

250 ml Kokosmilch

1 Ei

1 EL Palmzucker

1 EL Fischsoße (Fond)

Dekoration:

1 EL kleingehacktes Zitronengras

1 Hand voll kleiner Blätter von süßem Basilikum

1 Chili

etwas Kokosmilch

Zubereitung:

Kokosmilch, Thai Curry und Ei verrühren.

Fisch, Garnelenfleisch und Muscheln kleinschneiden und mit Kokos-Ei-Mischung vermengen.

Basilikumblätter vorsichtig unterheben und in kleinen Portionen in Alufolienförmchen füllen.

Jetzt noch zur Dekoration in die Mitte jedes Förmchens etwas Kokosmilch träufeln und mit kleingehacktem Chili und Zitronengras bestreuen.

Das ganze 30 Min. im Dampfbad garen lassen.

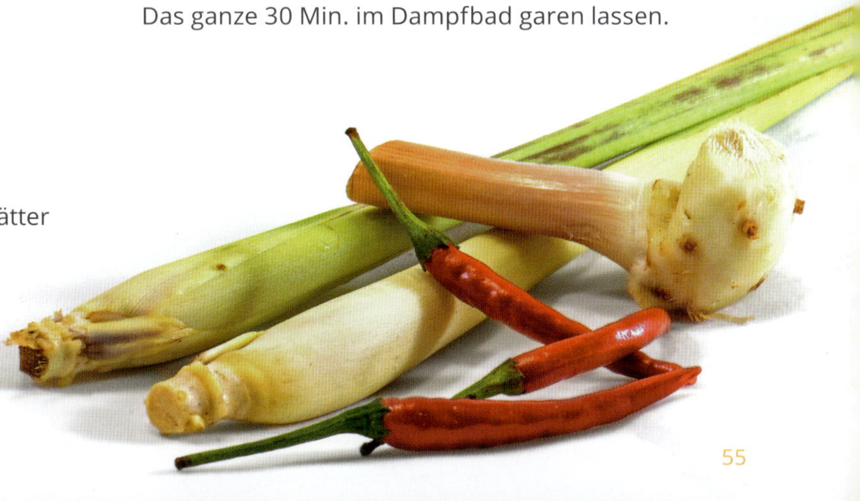

★★★

Denise Plein

Gemüseteigtaschen

Zutaten für 4 Portionen:

Füllung:

2 Möhren

2 kleine Zucchini

1 Paprika

1 EL Öl

Salz, Pfeffer

100 g gewürfelter Käse (z. B. Gouda, Emmentaler)

Pizzateig:

1 Packung Pizzateig aus dem Kühlregel oder selbstgemacht:

300 g Mehl

1 Päckchen Trockenhefe

TL Salz

4 EL Öl

150 ml lauwarmes Wasser

Zubereitung:

Gemüse waschen und sehr fein würfeln, in Öl 5 Min. dünsten und mit Salz und Pfeffer würzen. Sobald das Gemüse abgekühlt ist, die Käsewürfel untermischen.

Für den Pizzateig Mehl mit der Trockenhefe mischen, Salz, Öl und Wasser zufügen. Die Zutaten mit der Küchenmaschine oder mit dem Handrührgerät in 5 Min. zu einem glatten Teig verarbeiten. Teig kann sofort verwendet werden und muss nicht gehen oder ruhen!

Den Pizzateig dünn ausrollen und Kreise von ca. 8 cm Durchmesser ausstechen. Jeweils etwas Gemüse in die Mitte setzten und den Teig zu Halbkreisen zusammenklappen. Die Ränder festdrücken und die Teigtaschen im Backofen bei 180 bis 200 °C (Umluft) 20 bis 30 Min. goldbraun backen.

Ofenwarm oder kalt servieren.

Sehr gut zum Mitnehmen geeignet!

Hauptgerichte

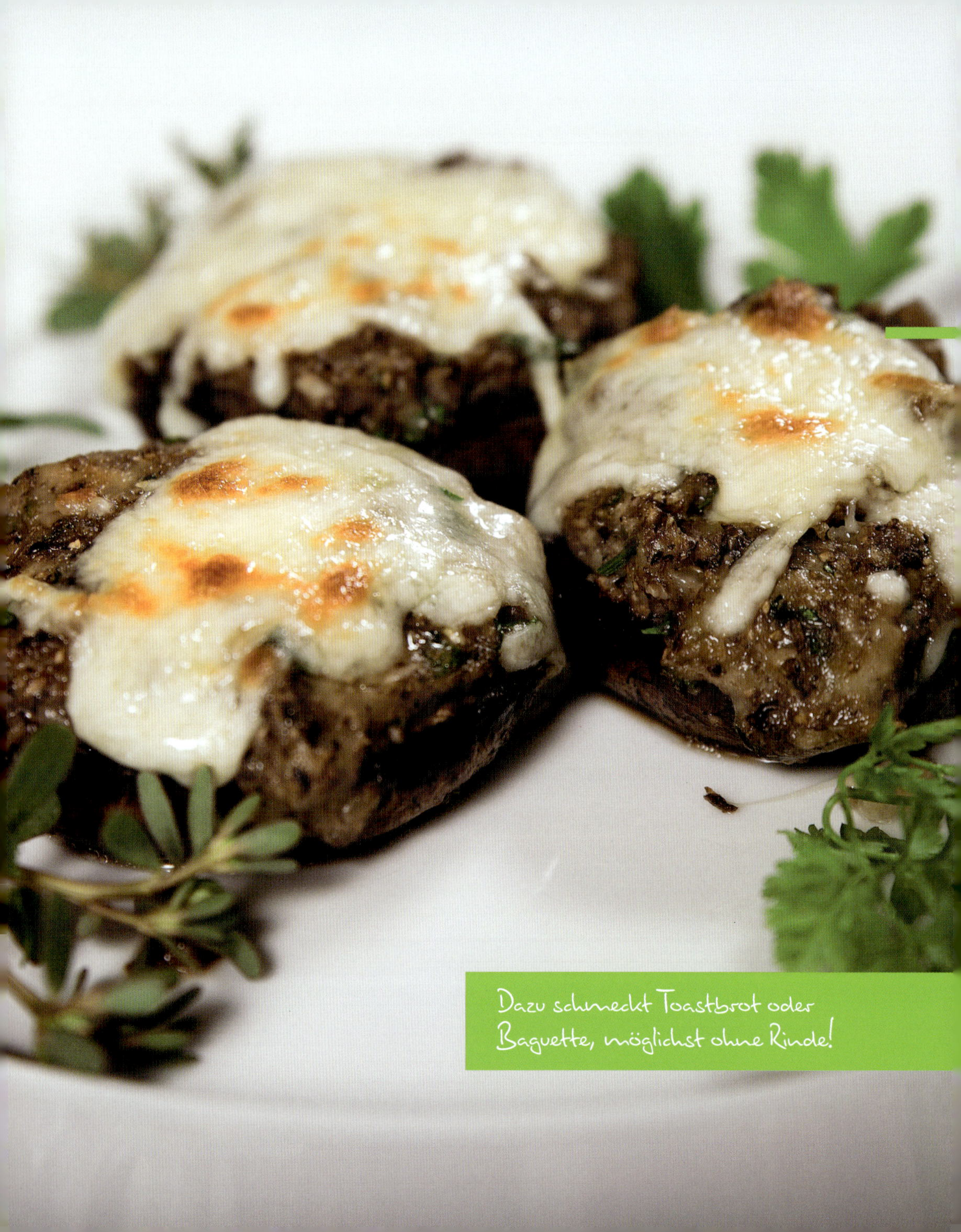

Dazu schmeckt Toastbrot oder Baguette, möglichst ohne Rinde!

Gefüllte Riesen-Champignons

Hauptgerichte

★★★

Praxis Dr. Apeldorn

Zutaten für 2 Personen:

8 große Champignons
1 bis 2 Schalotten
1 bis 2 Knoblauchzehen
etwas frischer Majoran
Olivenöl
200 g Schmelzkäse
Schnittlauch
Salz, Pfeffer

Zubereitung:

Champignons säubern, Stiele herausdrehen und diese fein hacken, in Olivenöl andünsten und mit Salz und frisch gemahlenem Pfeffer würzen. Schalotten, Knoblauch und Majoran mit dazugeben und andünsten und nach und nach den Schmelzkäse einrühren, bis er geschmolzen ist.

Die Masse in die Pilzköpfe füllen und diese 10 Min. in Olivenöl braten. Mit Schnittlauch garniert servieren.

Tipp

Sie können den Schmelzkäse auch durch Schafskäse ersetzen.

★★★

Kartoffelsuppe

Praxis Dr. Apeldorn

Zutaten für 2 Personen:

500 g Kartoffeln
2 Stangen Lauch
1 l Gemüsebrühe
125 g Naturjoghurt
1 Ecke Schmelzkäse
2 EL Butter
Salz, Pfeffer, Muskatnuss
Petersilie zum Garnieren

Zubereitung:

Lauch gründlich waschen und die hellen Teile in breite Ringe scheiden. Kartoffeln waschen, schälen und würfeln. Beides in Butter anschwitzen, mit Gemüsebrühe ablöschen und 20 Min. köcheln lassen. Anschließend pürieren und die Suppe mit Salz, Pfeffer und Muskatnuss abschmecken. Zum Schluss den Jogurt und den Schmelzkäse dazu geben, noch einmal kurz pürieren und abschmecken.

Mit Petersilie garniert servieren.

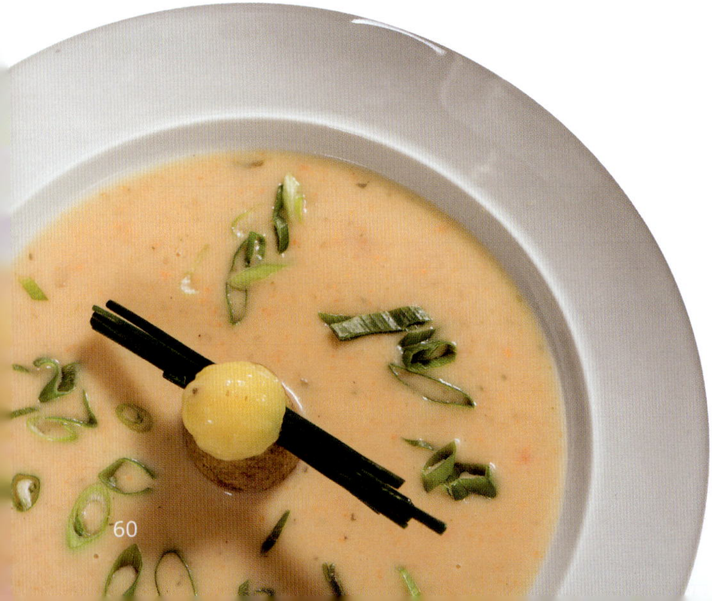

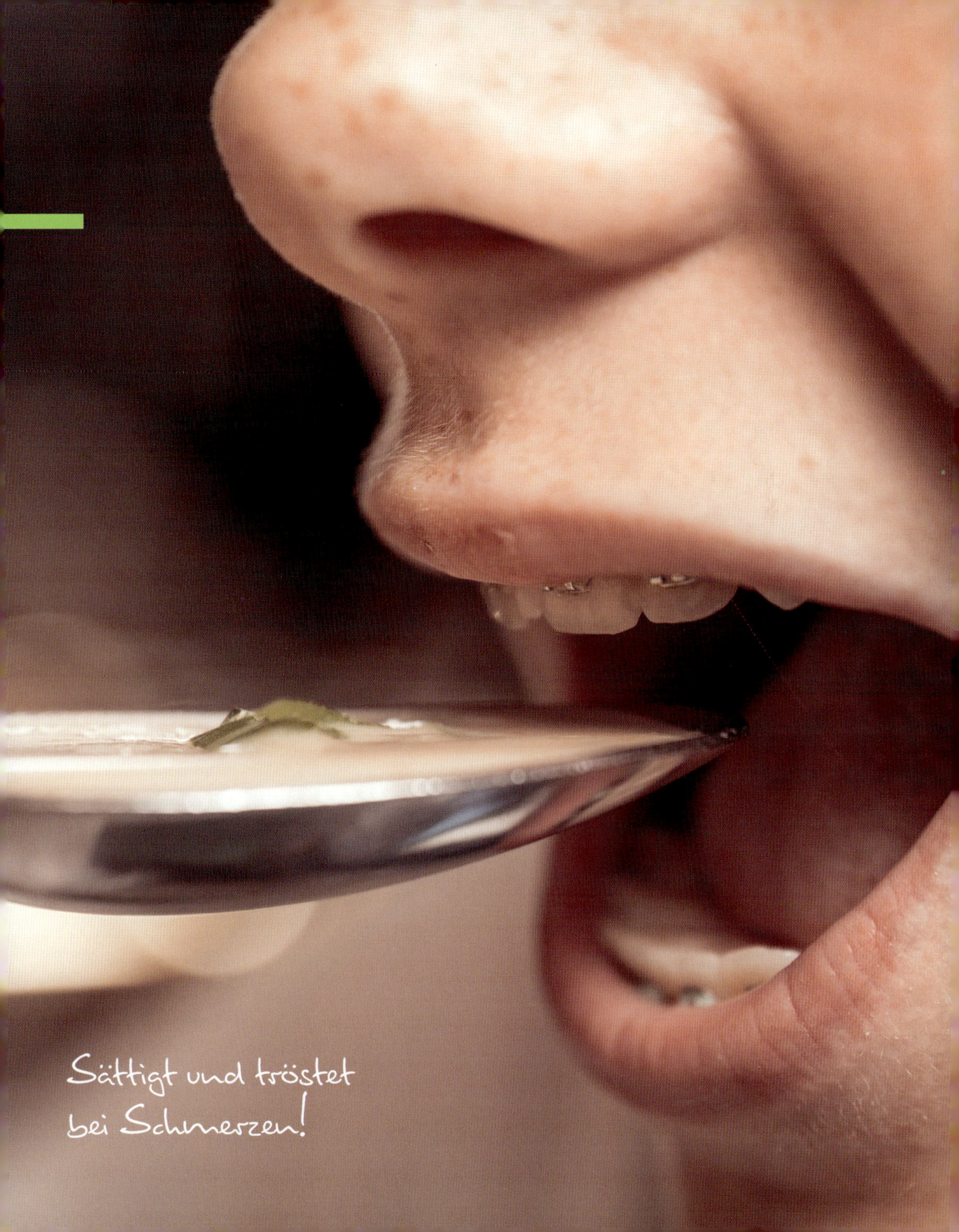

Sättigt und tröstet
bei Schmerzen!

Zutaten für 2 bis 3 Personen:

3 Eier getrennt

1 EL Zucker

1 Prise Salz

1 Vanilleschote

etwas geriebene Zitronenschale

100 g Mehl

150 ml Milch

1 EL zerlassene Butter

Rosinen nach Belieben

Puderzucker

Marillenröster, Zwetschkenröster, Apfelmus ...

Ein Röster ist kein Kompott, die Früchte werden nach dem Zerkleinern in einer feuerfesten Form im Backofen ca. 15 Min. gegart („geröstet"); Marille = Aprikose, Zwetschke = Pflaume/Zwetschge.

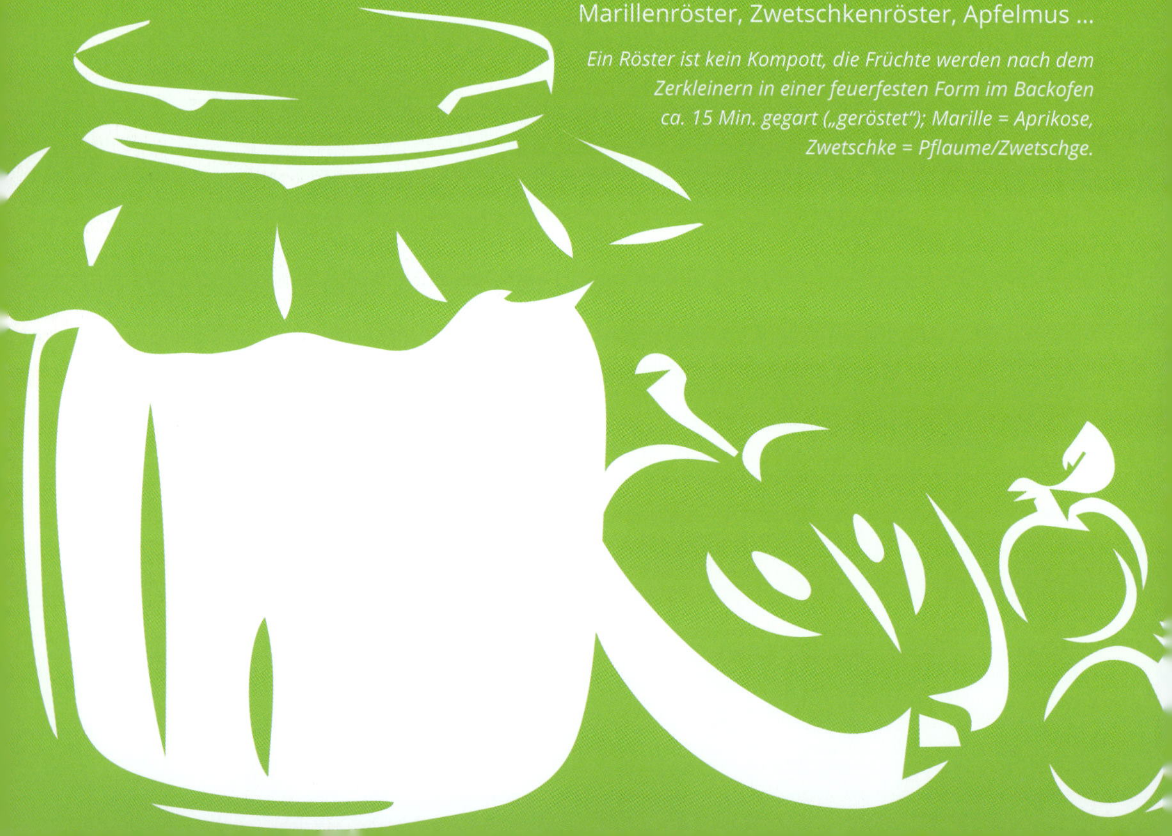

Kaiserschmarrn

★★

Dr. Elisabeth Pittschieler, DMD

Zubereitung:

Eischnee schlagen. Eigelb, Zucker, Milch, Mehl, Zitronenschale und Vanille verrühren. Eischnee unterheben.

In einer beschichteten Pfanne Butter erhitzen und den Teig einfüllen. Bei mittlerer Hitze so lange backen, bis die Unterseite hellbraun geworden ist. Dann vierteln und wenden (bei Bedarf wieder etwas Butter zugeben).

Sobald diese Seite wieder hellbraun ist, mit zwei Gabeln in kleine Stücke reißen und goldbraun fertig backen.

Rosinen auf Wunsch dazugeben, mit Puderzucker bestreuen und mit Marillenröster, Zwetschkenröster oder Apfelmus anrichten.

Kaiserschmarrn ist sehr zahnspangenfreundlich und erinnert vielleicht an den letzten Skiurlaub in Österreich!

★★

Moritz Werner

„Armer Ritter"

Zutaten:

Trockene Milchbrötchen

1 l Milch
(für ca. 3 bis 5 Brötchen)

evtl. zum Panieren Ei
und Semmelbrösel

Butter zum Ausbacken

Zucker mit Zimt

Vanillesoße

Zubereitung:

Die Brötchen halbieren oder vierteln (kleinere Stücke sind krosser) und in heißer Milch einweichen bis sie ganz mit Milch vollgesogen sind. Danach vorsichtig ausdrücken und in Butter goldbraun backen.

Variante: Ausgedrückte Brötchen mit Ei und Semmelbrösel panieren und ebenfalls in Butter backen.

Bei Tisch streut sich jeder nach Lust und Laune Zucker mit Zimt über die „Armen Ritter".

Mit Vanillesoße gereicht ist dies ein Gericht für alle „Schleckermäulchen".

Gemüsecremesuppe

★★★

Erika Werner

Zutaten für 4 Personen:

500 g frisches Gemüse

1 l Wasser

2 EL Öl

1 bis 2 Gemüsebrühwürfel

2 EL Schmand
(oder saure Sahne)

Salz

Zubereitung:

Wasser kochen, Öl und zerkleinertes Gemüse zugeben und weichkochen (ca. 10 Min.). Mit dem Pürierstab zerkleinern, salzen und vor dem Servieren mit 2 EL Schmand verfeinern.

Tipp: Wenn es schnell gehen soll, kann die Suppe auch mit Tiefkühlgemüse zubereitet werden.

Kinder lieben Cremesuppen, da sie nicht kauen müssen!

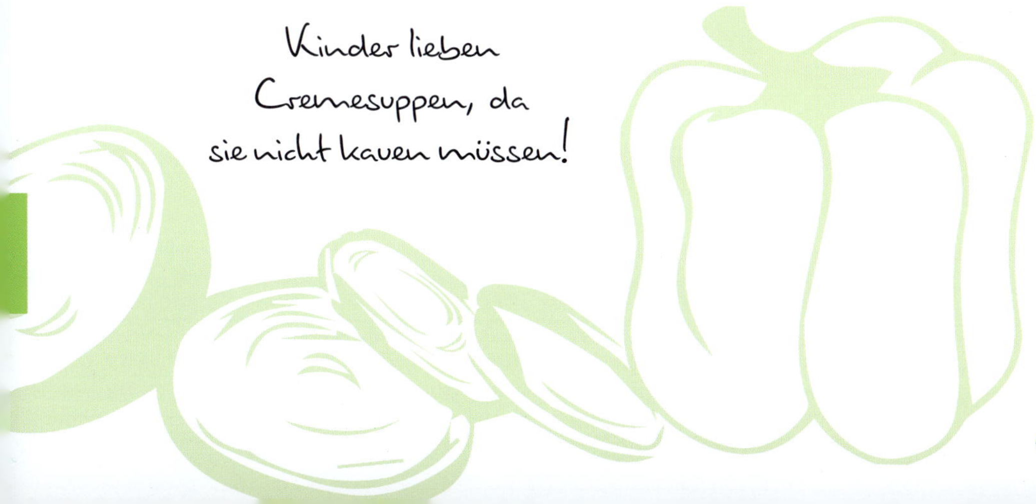

★★★

Andrea Schmidt

Vegetarische Nudelpfanne

Zutaten für 3 bis 4 Personen:

250 g Nudeln (Rigatoni)

250 g frische Champignons

3 Paprika (rot, grün, gelb)

1 Zwiebel

1 Becher Crème fraîche mit Kräutern

250 g Sahne oder Rama Cremefine zum Kochen

Salz, Pfeffer

Zubereitung:

Nudeln nach Anleitung kochen. Gemüse waschen und in kleine Stücke schneiden. Paprika in der Pfanne dünsten und nach ca. 2 Min. Champignons zugeben. Kurz anbraten und Crème fraîche und Rama Cremefine zugeben. Mit Salz und Pfeffer würzen. Anschließend die Nudeln hinzugeben und servieren.

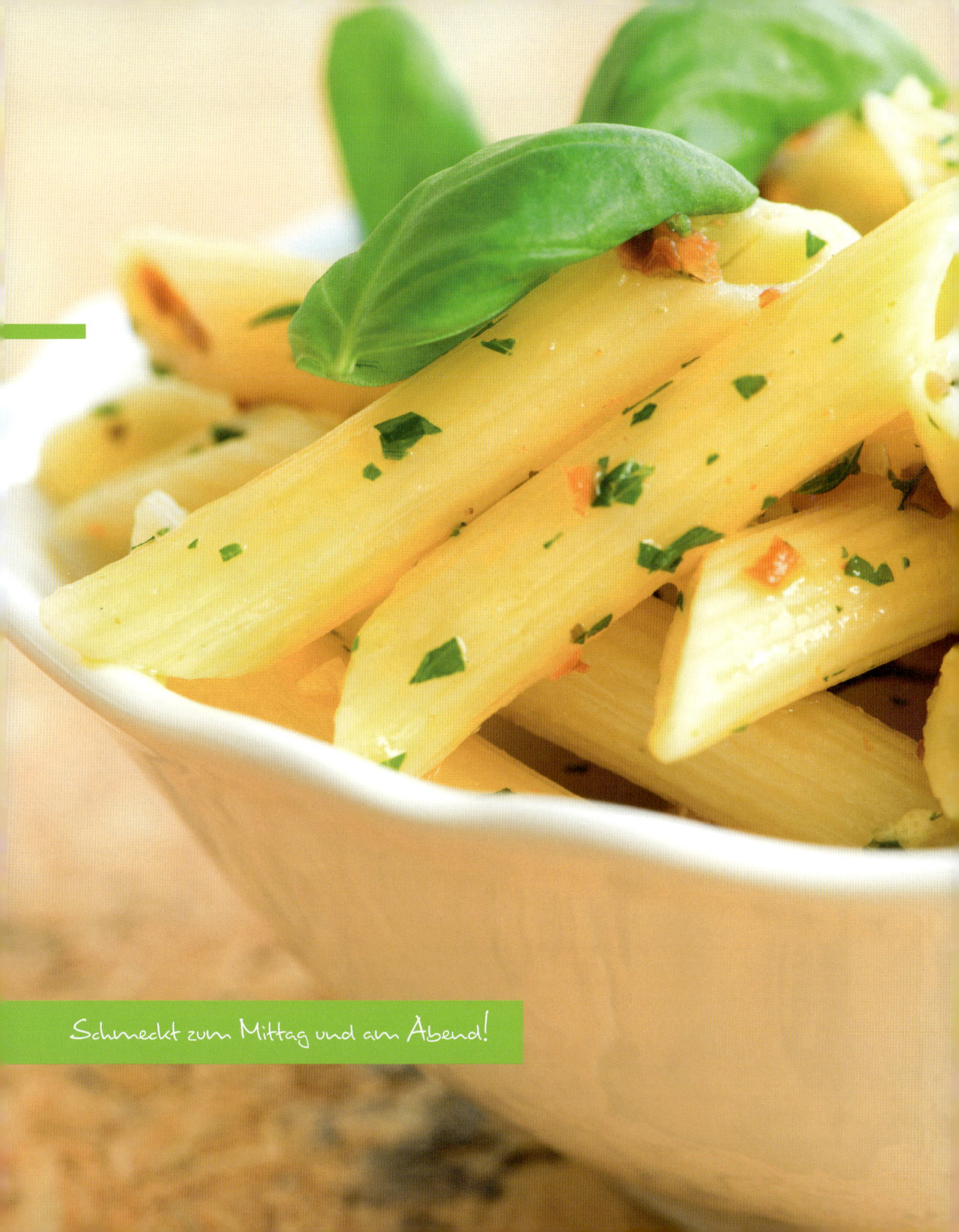

Schmeckt zum Mittag und am Abend!

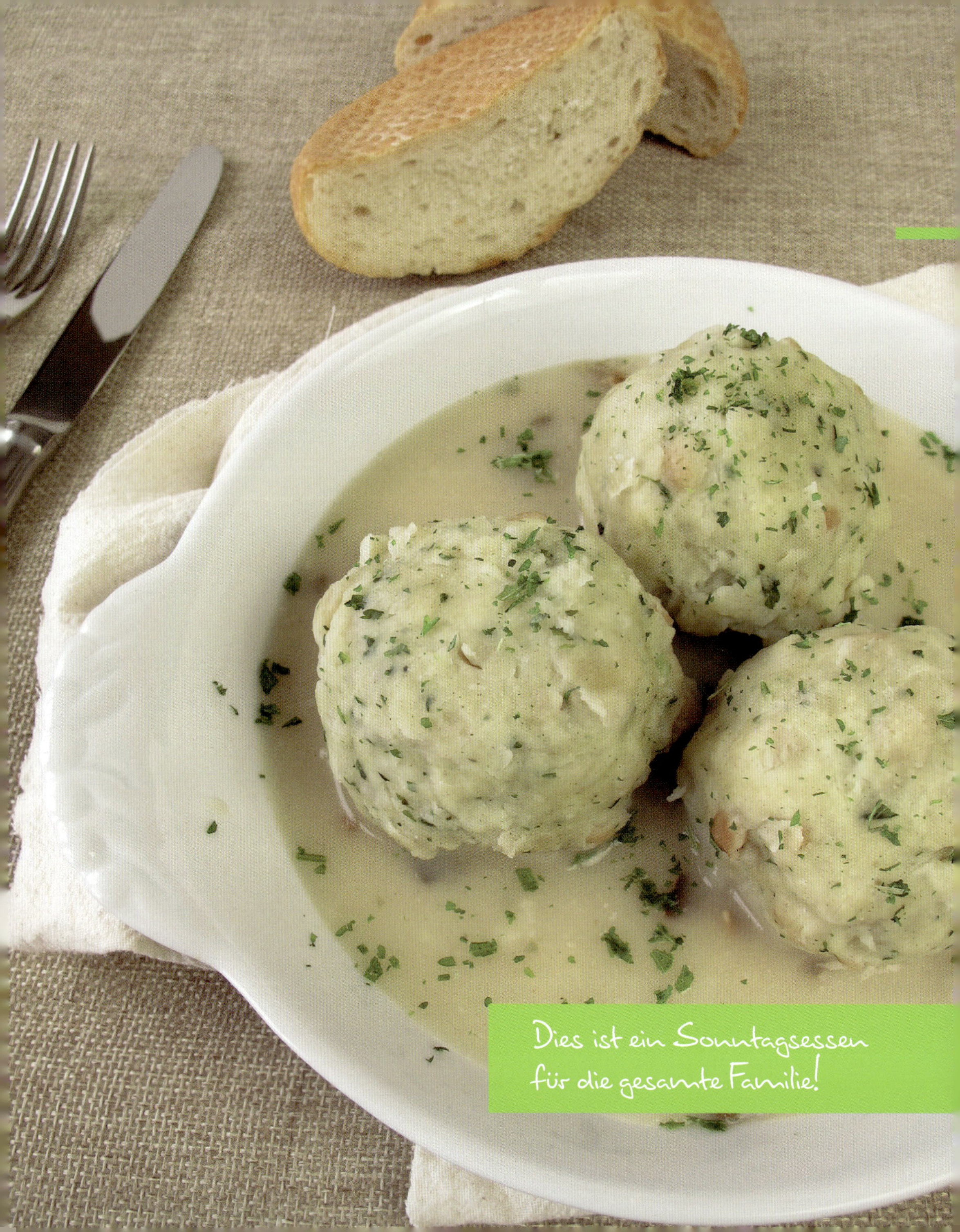

Dies ist ein Sonntagsessen für die gesamte Familie!

Semmelknödel mit ...

★★★

Cathrin Hirsch

Zutaten für 4 Personen:

6 Brötchen vom Vortag (ca. 300 g)

350 ml heiße Milch

1 Bund Petersilie

1 Zwiebel

1 EL Butter

3 Eier

Salz, Pfeffer, Muskatnuss

Zubereitung:

Brötchen in Würfel schneiden. Mit heißer Milch übergießen und 20 Min. ziehen lassen. Die Petersilie fein hacken. Die Zwiebeln fein hacken und in Butter dünsten. Die eingeweichten Brötchen mit den Eiern, Zwiebeln, Petersilie, Salz, Pfeffer und frisch geriebener Muskatnuss vermengen. Mit nassen Händen Knödel formen und in kochendes Salzwasser geben. Die Hitze reduzieren und die Knödel 20 Min. ziehen lassen. (Das Wasser darf nicht kochen, sonst zerfallen die Knödel!)

Die Semmelknödel kann man mit Pilzsoße, Rahmsoße oder Geschnetzeltem servieren.

Hauptgerichte

★★★

Grießbrei-Pfannkuchen

Stephan Winterlik

Zutaten für 1 bis 2 Personen mit großem Hunger:

500 ml Grießbrei kochen und erkalten lassen (ohne Zucker)

1 Prise Salz

1 bis 2 Eier, je nach Größe

200 g Mehl

Butter oder Öl zum Braten

Zubereitung:

Unter den erkalteten Grießbrei Eier, Mehl und Salz rühren. Geht am besten mit einem Handrührgerät.

Butter oder Öl in einer beschichteten Pfanne erhitzen und den Grießbrei-Teig in die Pfanne geben und kurz anbraten. Mit dem Pfannenwender umdrehen und diese Seite ebenfalls bräunen lassen. Schon ist der Grießbrei-Pfannkuchen fertig!

Mit Apfelmus oder Kompott servieren.

Achtung: Das Essen ist sehr sättigend. Auch kleine Portionen machen sehr satt.

Kartoffelpizza

★★★

Tanja Breitenbenen

Zutaten für 4 Personen:

1 Pkg. Kartoffelteig (roh)

400 g Crème fraîche

125 g Salami

125 g Kochschinken

125 g geriebener Käse
(z.B. Mozzarella, Gouda)

Pizzagewürz, Salz, Pfeffer

Zubereitung:

Kartoffelteig auf ein gefettetes Backblech streichen, mit der Gabel einstechen und im Ofen etwa 20 Min. vorbacken.

Crème fraîche mit Salz, Pfeffer und Pizzagewürz abschmecken. Salami und Schinken in ganz kleine Stückchen schneiden und mit dem geriebenen Käse unter die Crème fraîche rühren. Die Crème-fraîche-Masse gleichmäßig auf dem Kartoffelteig verteilen und im Backofen bei 150 °C (Umluft) 20 Min. auf mittlerer Schiene backen.

Die Zutaten lassen sich je nach Geschmack variieren. Wer mag, kann z. B. Paprika- oder Tomatenstückchen hinzufügen.

Schmeckt herzhaft und lecker!

★★

Isabell Ludwig

Wirsing-Kartoffel-Auflauf mit Würstchen

Zubereitung:

Kartoffeln waschen, schälen, in Stücke schneiden und in Salzwasser zugedeckt 20 Min. gar kochen.

In der Zwischenzeit Wirsing waschen, putzen und kleinschneiden. Die Zwiebeln schälen, in kleine Würfel schneiden und in 1 EL Butter andünsten. Wirsing zugeben, kurz dünsten und mit der Gemüsebrühe ablöschen, mit Salz, Pfeffer und Muskatnuss würzen und 10 Min. zugedeckt gar kochen. Von den gegarten Kartoffeln das Wasser abgießen und mit 1 EL Butter und der heißen Milch stampfen, bis ein sämiges Püree entstanden ist. Das Püree mit Salz und Muskatnuss abschmecken.

Die Würstchen in einer Pfanne mit etwas Öl hellbraun braten. Nun die Hälfte des Pürees in eine gefettete Auflaufform (ca. 32 cm) geben. Den Wirsing mit einem Sieblöffel aus dem Topf nehmen und auf dem Püree verteilen. Die Würstchen in Reihen darauf verteilen und mit dem restlichen Püree abdecken. Im vorgeheizten Backofen bei 175 °C (Umluft) 35 bis 40 Min. backen.

Wer möchte kann 2 Zwiebeln in feine Ringe schneiden, im Bratfett der Würstchen bräunen und nach 20 Min. der Backzeit über den Auflauf geben und mitbacken.

Zutaten für 4 Personen:

1 kg Kartoffeln
750 g Wirsing
4 EL Butter oder Margarine
1 mittelgroße Zwiebel
375 ml Gemüsebrühe
Salz, Pfeffer, Muskatnuss
300 ml heiße Milch
12 kleine Rostbratwürstchen (300 g)
etwas ÖL
Nach Belieben: 2 mittelgroße Zwiebeln

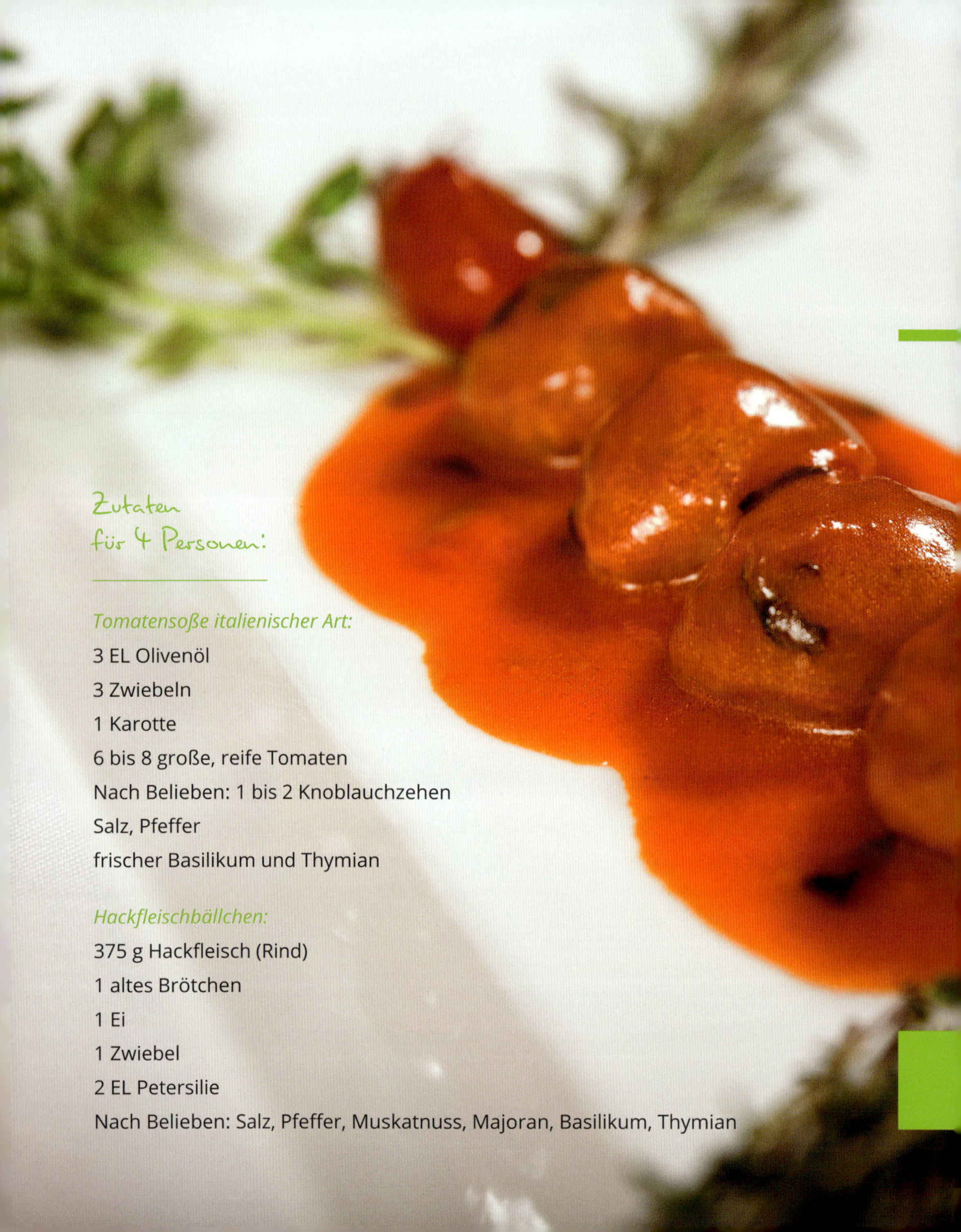

Zutaten für 4 Personen:

Tomatensoße italienischer Art:

3 EL Olivenöl
3 Zwiebeln
1 Karotte
6 bis 8 große, reife Tomaten
Nach Belieben: 1 bis 2 Knoblauchzehen
Salz, Pfeffer
frischer Basilikum und Thymian

Hackfleischbällchen:

375 g Hackfleisch (Rind)
1 altes Brötchen
1 Ei
1 Zwiebel
2 EL Petersilie
Nach Belieben: Salz, Pfeffer, Muskatnuss, Majoran, Basilikum, Thymian

Hackfleischbällchen mit Tomatensoße

★★

Claire & Frank Hirsch

Zubereitung:

Tomatensoße:

Tomaten schälen und klein schneiden, Zwiebeln fein schneiden und Karotte reiben. Öl erhitzen und Zwiebeln und geriebene Karotte darin gut dünsten.

Die kleingeschnittenen Tomaten und nach Belieben gepressten Knoblauch und feingewiegte Kräuter dazugeben, würzen und bei mäßiger Hitze zugedeckt garen (ca. 30 Min.). Eine längere Garzeit intensiviert den Geschmack der Soße. Die Tomatensoße kann bei Bedarf mit Gemüsebrühe aufgegossen werden.

Hackfleischbällchen:

Brötchen einweichen und ausdrücken. Zwiebel würfeln und Petersilie fein hacken. Aus allen Zutaten einen Fleischteig herstellen und portionsweise mit nassen Händen kleine „Bällchen" formen. Die Hackfleischbällchen in die Tomatensoße geben und 10 Min. gar köcheln.

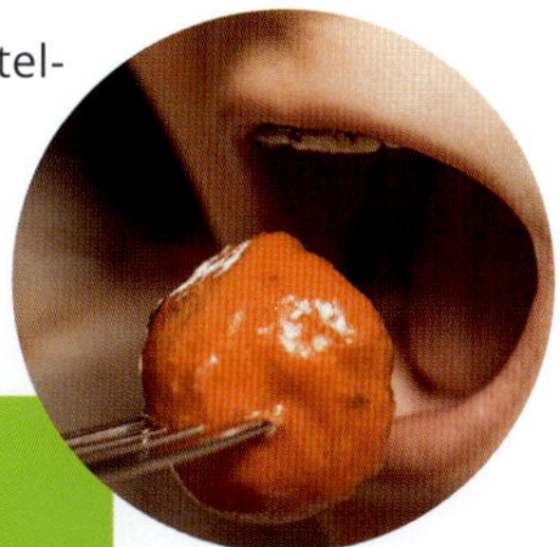

Die Hackfleischbällchen mit Tomatensoße sind sehr beliebt zu Spaghetti und erfreuen die gesamte Familie!

Hauptgerichte

★★★

Maximilian Karls

Hähnchen-Geschnetzeltes mit Gemüse

Zutaten für 4 Portionen:

250 g beliebige Gemüsesorten

250 g Kirschtomaten

2 Knoblauchzehen

400 g Hähnchen-Brustfilet

4 EL Öl

125 ml Gemüsebrühe

1 EL Zitronensaft

Salz, Pfeffer

Zubereitung:

Das Gemüse vorbereiten und in Salzwasser garen.

Die Kirschtomaten halbieren und das Hähnchenfleisch in feine Streifen schneiden.

In einer großen Pfanne das Öl erhitzen und das Hähnchenfleisch bei starker Hitze unter wenden etwa 3 Min. braten, bis es gleichmäßig hell gebräunt ist.

Gemüse, Kirschtomaten und den gehackten Knoblauch daruntermischen, 2 Min. dünsten und mit der Brühe ablöschen.

Das Geschnetzelte mit Zitronensaft, Salz und Pfeffer abschmecken und zugedeckt weitere 2 Min. garen, bis das Gemüse weich ist (kaubar für „Zahnspangenträger“).

Jst ein Fleischgericht, das leicht gelingt und allen schmeckt!

Hauptgerichte

★★★

Kartoffel-Möhren-Püree

Denise Lüdige

Zutaten für 4 Personen:

1 kg Kartoffeln

700 g Möhren

Salz, Pfeffer

100 ml Gemüsebrühe

2 bis 4 EL Sahne

30 g Butter

4 EL geriebener Käse

Zubereitung:

Kartoffeln und Möhren putzen und in Stücke schneiden. In der Gemüsebrühe zugedeckt 20 bis 30 Min. garen.

Danach pürieren und mit Salz und Pfeffer abschmecken und mit Sahne und Butter verfeinern, den Käse darüber streuen und servieren.

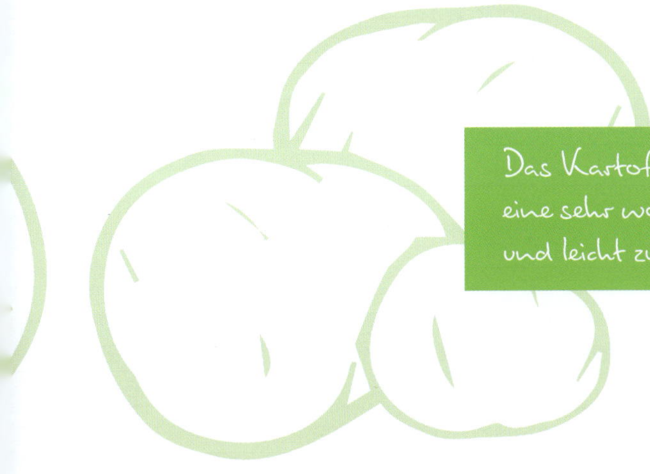

Das Kartoffel-Möhren-Püree ist eine sehr wohlschmeckende Beilage und leicht zu essen und zu verdauen!

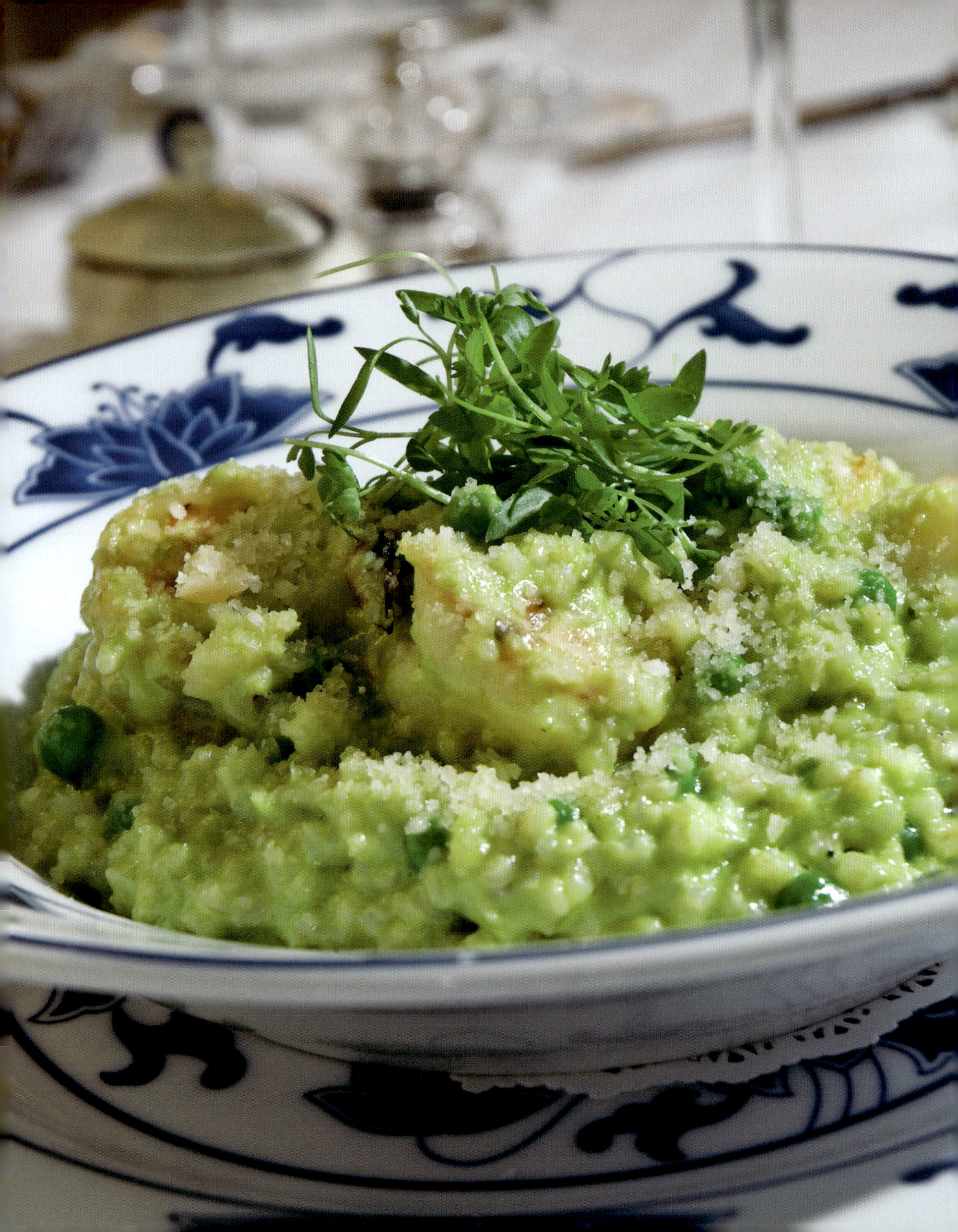

Risotto mit Erbsen

Hauptgerichte

★★★

Eva Schäfer

Zutaten für 4 Personen:

1 Zwiebel

1 EL Öl

400 g Risotto-Reis

600 g Erbsen (tiefgekühlt)

¾ bis 1 l Gemüsebrühe

3 EL Petersilie

50 g geriebener Parmesan oder Hartkäse

Salz, Pfeffer

Zubereitung:

Die Zwiebel schälen, fein hacken und in Öl glasig dünsten.

Reis und Erbsen zu den Zwiebeln geben und kurz mit dünsten. Die Gemüsebrühe nach und nach zugeben und in etwa 25 bis 30 Min. garen. Den Reis immer wieder umrühren und bei Bedarf weitere Gemüsebrühe hinzufügen.

Petersilie und Parmesan unter das Risotto rühren, mit Salz und Pfeffer abschmecken und servieren.

Sehr lecker schmeckt das Risotto, wenn zum Schluss 150 g Butter untergerührt werden, aber Achtung: Kalorien!

Ein Gericht für die gesamte Familie und Gäste!

Hauptgerichte

★★

Tanja Breitenbenen

Oktopus-Spaghetti mit Würstchen

Zutaten für 4 Personen:

300 g Spaghetti

6 Wiener Würstchen

Gemüsebrühe

Ketchup, Tomaten- oder Käse-Soße

Zubereitung:

Die Würstchen in fingerdicke Stücke schneiden. Pro Würstchenstück ca. 8 Spaghetti vorsichtig durchstechen und zur Seite legen. Reichlich Wasser mit etwas Gemüsebrühe zum Kochen bringen, alle mit Nudeln gespickten Würstchen ins Wasser geben und kochen, bis die Nudeln al dente sind.

Die Oktopus-Spaghetti nach Belieben mit Ketchup oder Tomaten- oder Käse-Soße servieren.

Gut geeignet für einen Kindergeburtstag! Das Essen der „Wurstkraken" macht viel Spaß.

★★★

Dr. Krenare Agani

Blumenkohl mit Champignons in weißer Soße

Zutaten für 4 Personen:

1 Kopf Blumenkohl

400 g Champignons

300 bis 400 g fettarmer Schmand

2 Knoblauchzehen

1 EL Olivenöl

Salz, Muskat

150 bis 200 g geriebener Käse (Gouda, Emmentaler oder Mozzarella)

Zubereitung:

Blumenkohl in Röschen teilen und ca. 10 Min. in kochendem Salzwasser garen.

Währenddessen Knoblauch fein hacken und mit geschnittenen Champignons in 1 EL Olivenöl braten. Schmand dazugeben und noch weitere 3 Min. garen.

Den Blumenkohl mit Muskat und Salz würzen und in eine gefettete Auflaufform füllen. Die Champignonsoße darauf verteilen.

Abschließend mit geriebenem Käse bestreuen und 15 Min. bei 200 °C überbacken.

★★★

Dr. Patrik Clavadetscher

Pilz-Frittata

Zutaten für 6 Personen:

300 g Pilze (Champignons, Steinpilze)

2 EL Olivenöl

100 g Cherrytomaten, in jeweils 8 Stücke geschnitten

2 Frühlingszwiebeln, in feine Ringe geschnitten

6 Eier, verquirlt

6 EL frisch geriebenen Pecorino, alternativ geht auch Gruyere oder alter Edamer

4 EL grob gehackte Thymianblättchen

Salz, Pfeffer aus der Mühle

etwas Butter

6 feuerfeste, eher flache Gläser mit mindestens 200 ml Fassungsvermögen

Zubereitung:

Pilze putzen und in kleine, mundgerechte Stücke schneiden, in Öl kurz anbraten, mit Salz und Pfeffer würzen und in eine Schüssel füllen.

Tomaten und Zwiebeln dazugeben, mischen und das Ganze in die 6 mit Butter gefetteten Gläser füllen, Käse darüber streuen. Die Eier mit dem Thymian verquirlen und ebenfalls dazugeben.

Nun die Gläser im 200 °C vorgeheizten Backofen 12 bis 15 Min. backen.

Schmeckt auch kalt!
Guten Appetit!

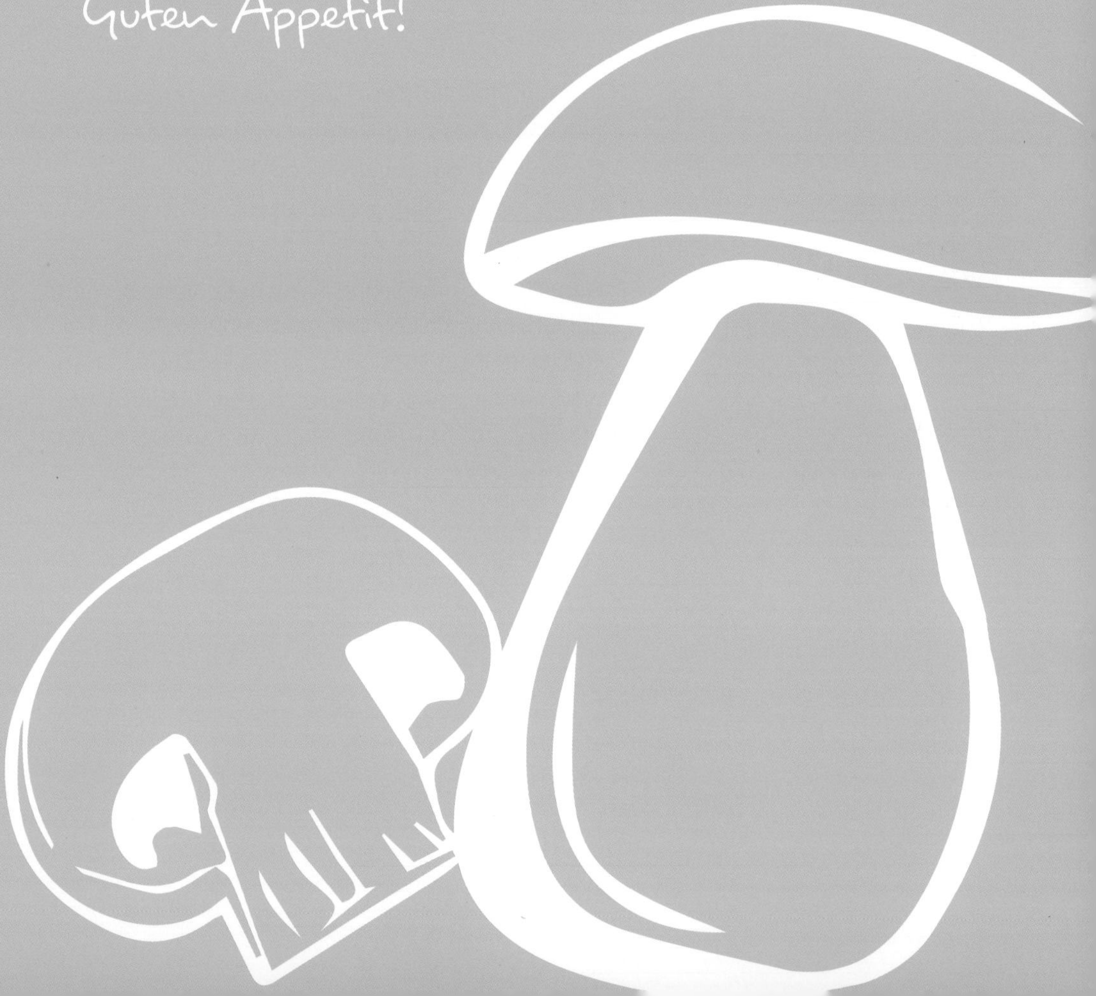

★★★

Dr. Despina Giannoulidou
Papadopoulou

Griechischer Reisspinat

Zutaten für 4 Personen:

500 g tiefgefrorener Spinat
100 g Rundkornreis
1 mittlere Zwiebel
200 ml Brühe
2 EL Olivenöl
Salz, Curry nach Belieben

Zubereitung:

In einem flachen Topf Olivenöl erhitzen und gehackte Zwiebel darin glasig dünsten, tiefgefrorenen Spinat zugeben und mit dünsten, bis dieser gleichmäßig aufgetaut ist.

Danach Reis und Brühe dazugeben. Immer wieder umrühren und Hitze auf niedrigste Stufe stellen, sodass Reis und Spinat nicht am Topfboden haften. Wenn nötig, etwas warmes Wasser hinzufügen, bis der Reis aufgequollen ist. Mit Salz und Curry abschmecken.

Kochdauer ca. 20 Min.

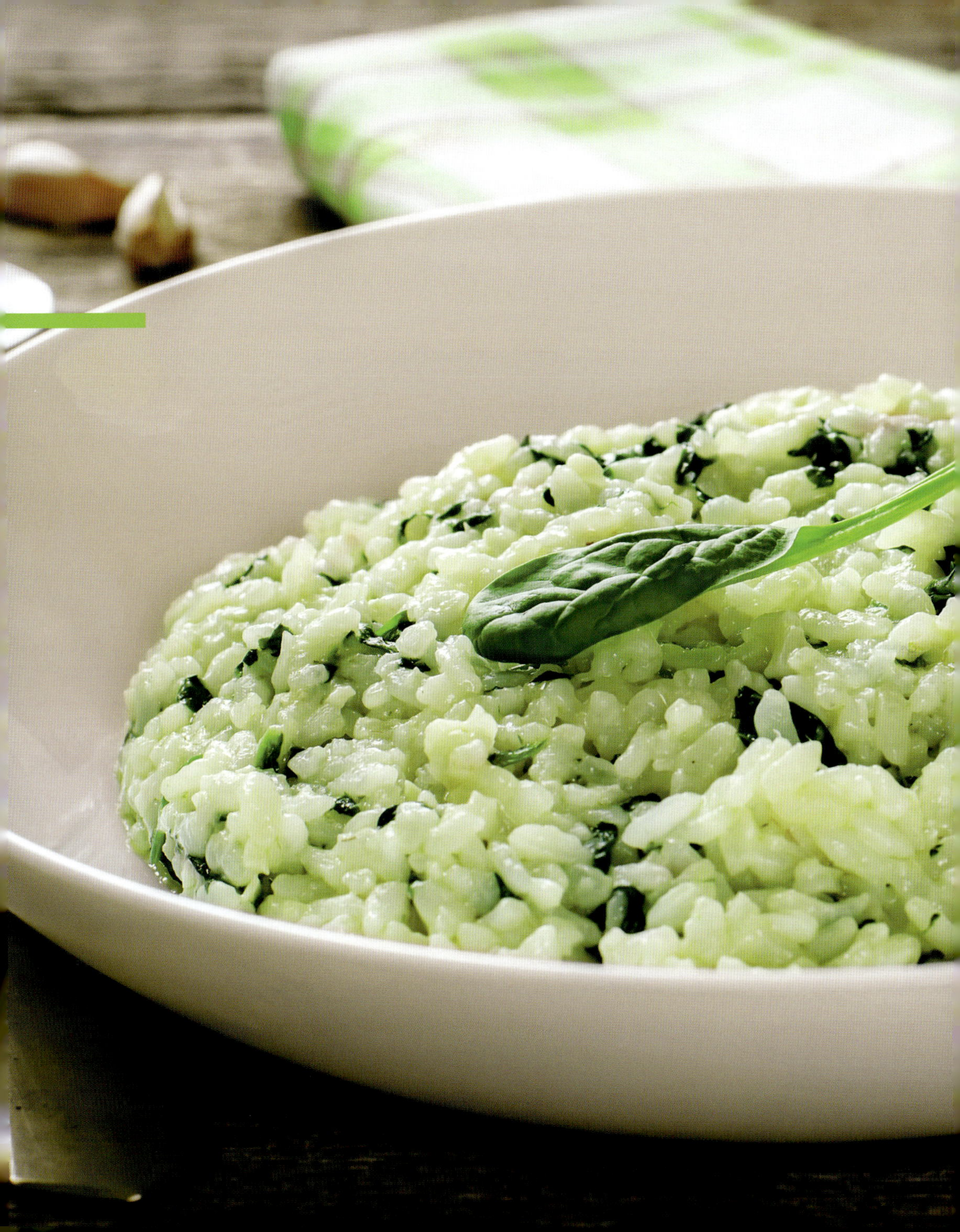

Hauptgerichte

★★★

Dr. Despina Giannoulidou Papadopoulou

Mittelmeer-Rührei

Zutaten für 2 Personen:

3 bis 4 Eier
(je nach Größe und Hunger)

100 bis 200 g
Champignons

1 passierte Tomate oder
1 EL Tomatenmark

1 kleine Zwiebel grob
gehackt

1 EL Olivenöl

1 Prise Salz

frisch gemahlener Pfeffer

Zubereitung:

In einer Pfanne Olivenöl erhitzen, darin Zwiebel, dann Champignons 3 bis 4 Min. dünsten.

Geschlagene Eier und die Tomaten hinzugeben und so lange braten, bis die Eimasse fest wird und der Saft der Tomate verdunstet ist (ca. 5 Min.). Dabei ständig gut durchmischen.

Auf einen Teller geben und mit frisch gemahlenem Pfeffer bestreuen.

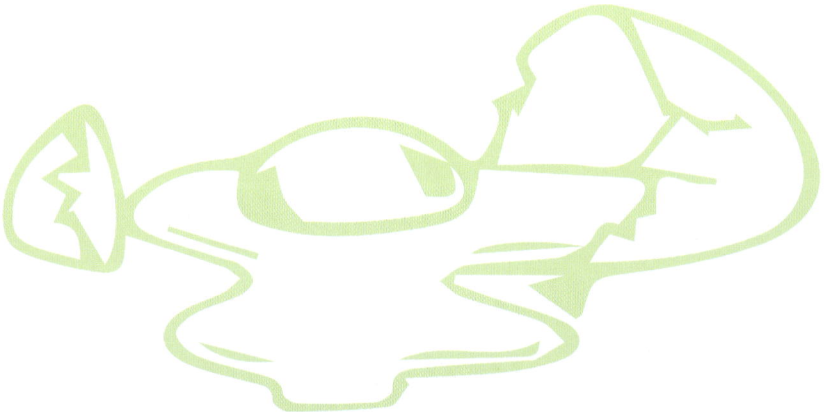

Griechische Hühnersuppe

★★★

Dr. Despina Giannoulidou
Papadopoulou

Zutaten für 6 Personen:

ca. 300 g Hähnchenbrust (oder auch mehr)

200 g Rundkornreis

2 EL Olivenöl

1 Ei

Saft einer frisch gepressten Zitrone

Salz, Pfeffer

Zubereitung:

Ein Liter Wasser zum Kochen bringen. Hähnchenbrust in schmale Streifen schneiden und ca. 10 Min. in kochendem Wasser garen.

Danach Olivenöl und Reis zugeben. Mit Salz und Pfeffer würzen.

Die Suppe 10 Min. auf niedrigster Stufe köcheln lassen und immer wieder gut durchrühren, damit nichts anbrennen kann.

Zum Schluss das schaumig geschlagene Ei mit dem Saft einer Zitrone verdünnen und unter ständigem Umrühren in die etwas abgekühlte Suppe fließen lassen (die Suppe darf nicht zu heiß sein, sonst wird das Eiweiß gerinnen). Nochmal umrühren und fertig!

Besonders gut in der Winterzeit !!!

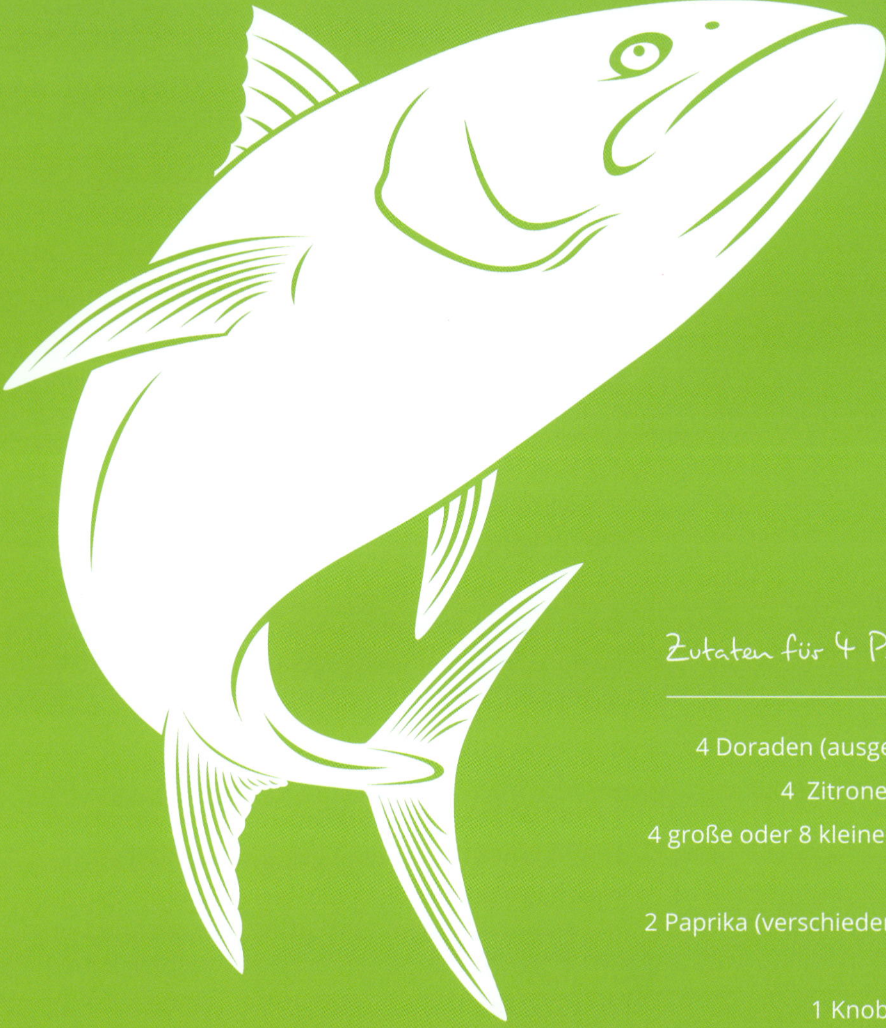

Zutaten für 4 Personen:

4 Doraden (ausgenommen)
4 Zitronenscheiben
4 große oder 8 kleine Kartoffeln
Salz
2 Paprika (verschiedene Farben)
1 Zwiebel
1 Knoblauchzehe
Salz, grobes Meersalz
frischer Rosmarin
Pfeffer, Thymian
Olivenöl

Dorade mit Rosmarinkartoffeln und Paprikagemüse

★★★

Praxis Dres. Ley

Zubereitung:

Den Backofen auf 170 °C (Umluft) vorheizen und 2 Backbleche bereitstellen.

Doraden abwaschen und trockentupfen, mit einer Scheibe Zitrone und Thymian füllen und auf ein Backblech legen. Mit Olivenöl von beiden Seiten einpinseln und mit grobem Meersalz bestreuen.

Die Kartoffeln waschen, achteln und auf ein weiteres Backblech legen und mit Olivenöl einpinseln. Salz und Rosmarin darüber geben.

Beide Bleche in den Ofen schieben und 30 bis 40 Min. backen; am besten den Fisch nach unten, die Kartoffeln nach oben, damit sie etwas Farbe bekommen.

Paprika grob würfeln, Zwiebel in Ringe schneiden, Knoblauch pressen. In einer Pfanne zuerst Olivenöl erhitzen, dann die Zwiebelringe bei mittlerer Hitze langsam dünsten. Knoblauch hinzufügen und die Paprikawürfel mit dünsten. Eventuell 2 bis 3 Esslöffel Wasser hinzugeben und so lange köcheln, bis die Paprika weich, jedoch nicht verkocht ist. Das Gemüse mit Salz, Pfeffer, frischem Thymian und noch etwas Olivenöl würzen.

Alles wird wunderbar weich und kann prima von Zahnspangenträgern gegessen werden.

★★★

Dr. Dorothea Laupheimer

Fleischbällchen mit Süßkartoffel-Püree

Zutaten für 4 Personen:

Fleischbällchen:

400 g Rinderhackfleisch

1 altbackene Semmel

1 bis 2 Zwiebeln

1 Ei oder 1 bis 2 EL Ei-Ersatz

1 TL mittelscharfer Senf

Semmelbrösel

Salz, Pfeffer, Bratfett, Wasser

1 TL Mehl

Süßkartoffel-Püree:

5 Kartoffeln

1 Süßkartoffel

250 ml Kokosmilch

Kräuter

Zubereitung:

Fleischbällchen:

Kleingeschnittene, altbackene Semmel in wenig Wasser einweichen. Zwiebeln würfeln und in etwas Fett goldgelb andünsten. Fleisch mit der Hälfte der Zwiebeln, der ausgedrückten Semmel, dem Ei, den Gewürzen und dem Senf vermischen und zu flachen Bällchen oder ca. zwei Finger dicken runden Bratlingen formen. Falls die Masse zu flüssig ist, etwas Semmelbrösel (Weckmehl) hinzufügen, bis sich die Masse gut formen lässt.

In heißem Fett die Bratlinge von beiden Seiten bei 240 °C ca. 5 Min. braun anbraten. Die andere Hälfte der Zwiebeln dazugeben. Mit ca. ½ Liter Wasser angießen und ca. 10 Min. bedeckt bei geringer Hitze garen. Das Mehl mit ca. 150 ml Wasser verrühren. Die Bratlinge aus der Soße nehmen. Die Soße aufkochen, das Mehl-Wasser-Gemisch einrühren, kurz aufkochen lassen. Die Pfanne vom Herd nehmen, die Bratlinge hineinlegen. Mit Salz und etwas Pfeffer abschmecken.

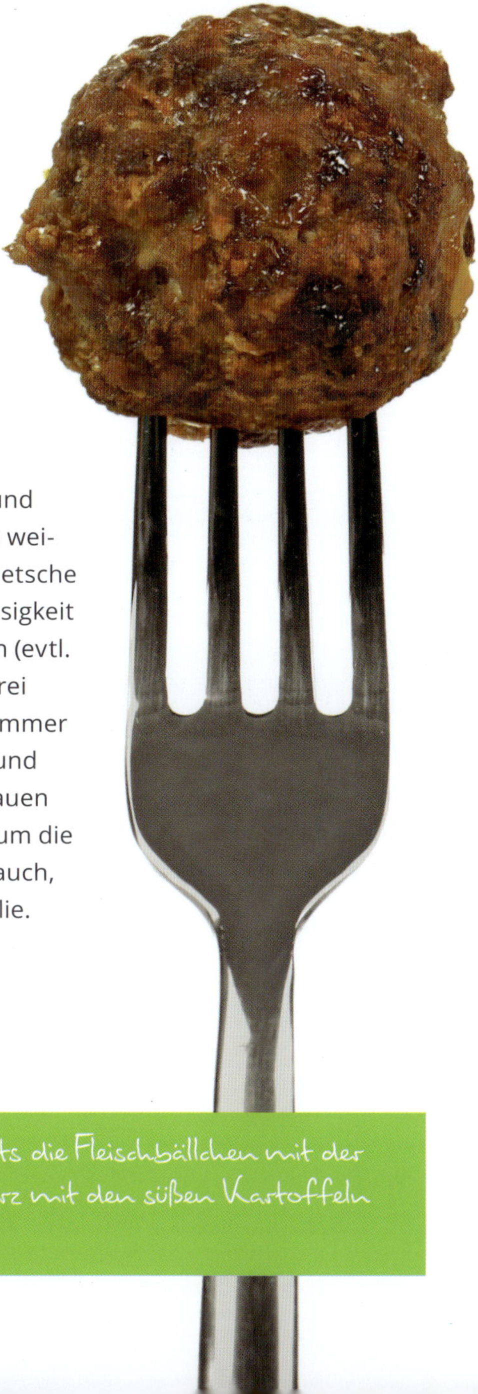

Püree:
Kartoffeln und Süßkartoffeln schälen und klein schneiden, in Wasser kochen. Die weichen Kartoffeln durch eine Kartoffelquetsche drücken. Kokosmilch erhitzen. Die Flüssigkeit in die zerdrückten Kartoffeln einrühren (evtl. mit dem Pürierstab), bis ein Kartoffelbrei entsteht. Mit Salz abschmecken. Im Sommer in die Mitte eine Ringelblume stecken und in ca. 2 cm Abstand kreisförmig mit blauen Borretschblüten umgeben. Außen herum die Lieblingskräuter streuen, z. B. Schnittlauch, feingehacktes Liebstöckel oder Petersilie.

Nach Neueingliederung von Brackets die Fleischbällchen mit der Gabel zerdrücken und den Schmerz mit den süßen Kartoffeln „wegschmecken".

★★★

Hörnlipfanne

Dr. Manfred Jenni

Zutaten für 4 Personen:

1 Zwiebel

1 bis 2 EL Olivenöl

250 g Hackfleisch

300 g Lauch

300 g Karotten

300 g Sellerie

800 ml Bouillon

250 g kleine Hörnli-Nudeln

200 g Sahne oder
125 g saure Sahne

Petersilie

Curry, Salz, Pfeffer

Zubereitung:

Zwiebel fein hacken und in Olivenöl dünsten, Hackfleisch zugeben und anbraten. Lauch in dünne Ringe schneiden, Karotten und Sellerie fein würfeln und mit dem angebratenen Hackfleisch mischen.

Bouillon dazugeben und 20 Min. köcheln lassen. Die Hörnli-Nudeln dazugeben und kochen, bis diese al dente sind. Nun mit Sahne oder saurer Sahne verfeinern, nach Belieben gehackte Petersilie untermischen und mit Curry, Salz und Pfeffer abschmecken.

Sofort servieren!

Variation: Das Gericht kann auch ohne Fleisch zubereitet werden.

Im Sommer können als Gemüse Zucchini, Peperoni, Tomaten und statt Petersilie Basilikum verwendet werden.

Getränke

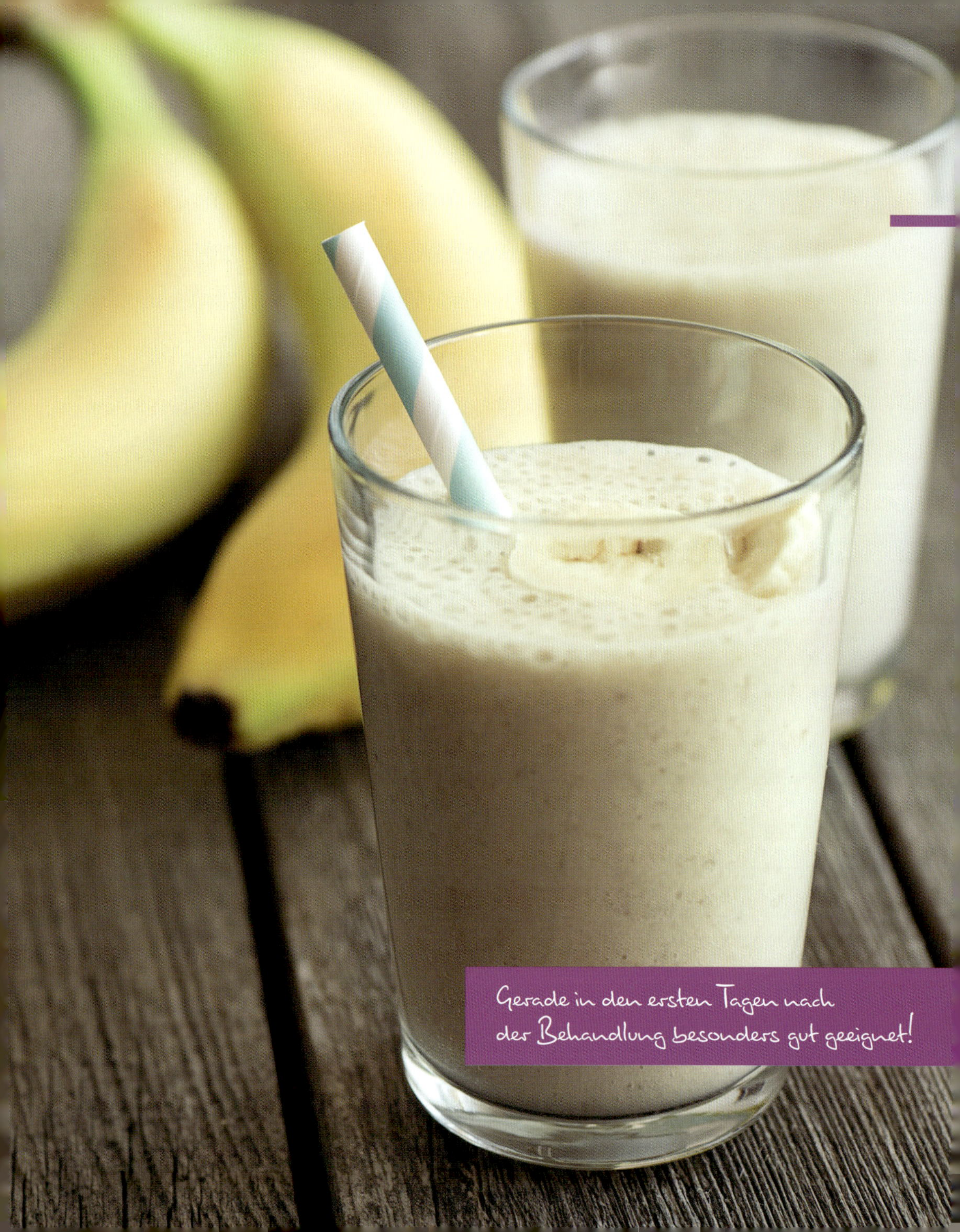

Gerade in den ersten Tagen nach der Behandlung besonders gut geeignet!

Bananenmilch

Getränke

★★★

Isabell Ludwig

Zutaten für 3 bis 4 Gläser:

3 reife Bananen

750 ml Milch

Mark einer Vanilleschote oder 2 Päckchen Vanillezucker

Zubereitung:

Zutaten im Mixer oder mit Pürierstab gut pürieren, bis eine sämige Masse entstanden ist.

Der Drink ist sättigend.

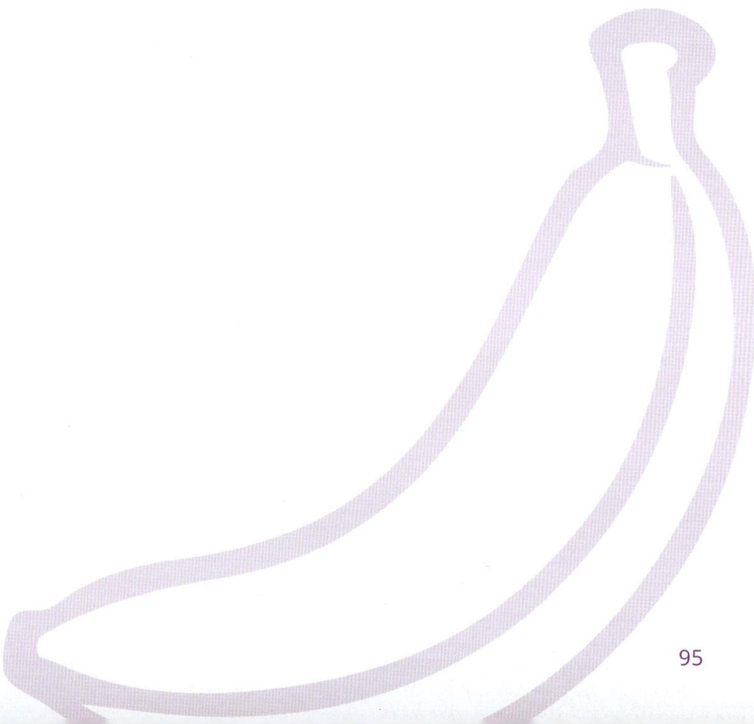

★★★

Fruchtdrink

Tanja Breitenbenden

Zutaten für 1 großen Drink:

150 g Naturjogurt, 3,5 % Fett

50 bis 70 ml frische Vollmilch

2 bis 3 Pfirsichhälften aus der Dose

einige Tropfen Limettensaft

Ahornsirup oder Honig nach Geschmack

1 Prise Zimt

Zubereitung:

Pfirsichhälften mit Limettensaft und etwas Pfirsichsaft aus der Dose und der Milch pürieren. Joghurt unterrühren und mit Honig oder Sirup und Zimt abschmecken.

In einem hohen Glas mit einem Strohhalm servieren. Strohhalm erleichtert das Trinken!

Erfrischt und ist nahrhaft!

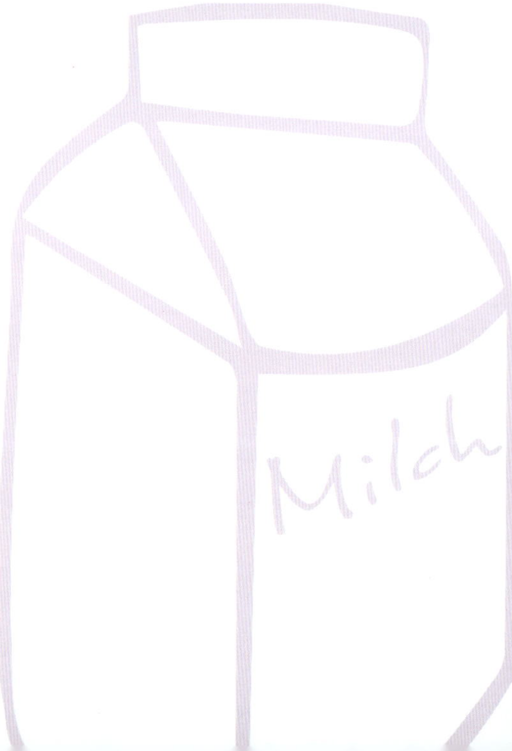

Frühstücksdrink

Getränke

★★★

Tanja Breitenbenden

Zutaten für 2 bis 4 Portionen:

125 g Brombeeren oder Himbeeren

2 Pfirsiche

2 EL Haferflocken (blütenzarte)

150 g Naturjoghurt 3,5 %

2 TL Zitronensaft

2 EL Honig

150 ml Milch

Zubereitung:

Brombeeren oder Himbeeren pürieren, mit Honig süßen und in große Gläser verteilen. Pfirsiche ohne Haut würfeln und mit Haferflocken, Joghurt, Zitronensaft, Honig und Milch pürieren. Pfirsichmilch auf das Beerenpüree gießen und genießen.

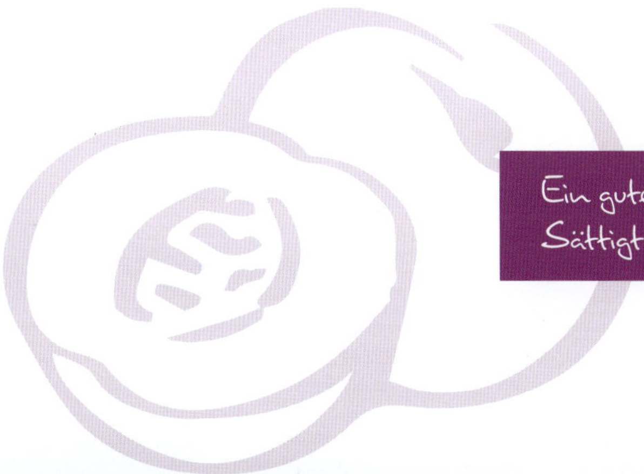

Ein guter Start in den Tag!
Sättigt und hält einige Stunden vor!

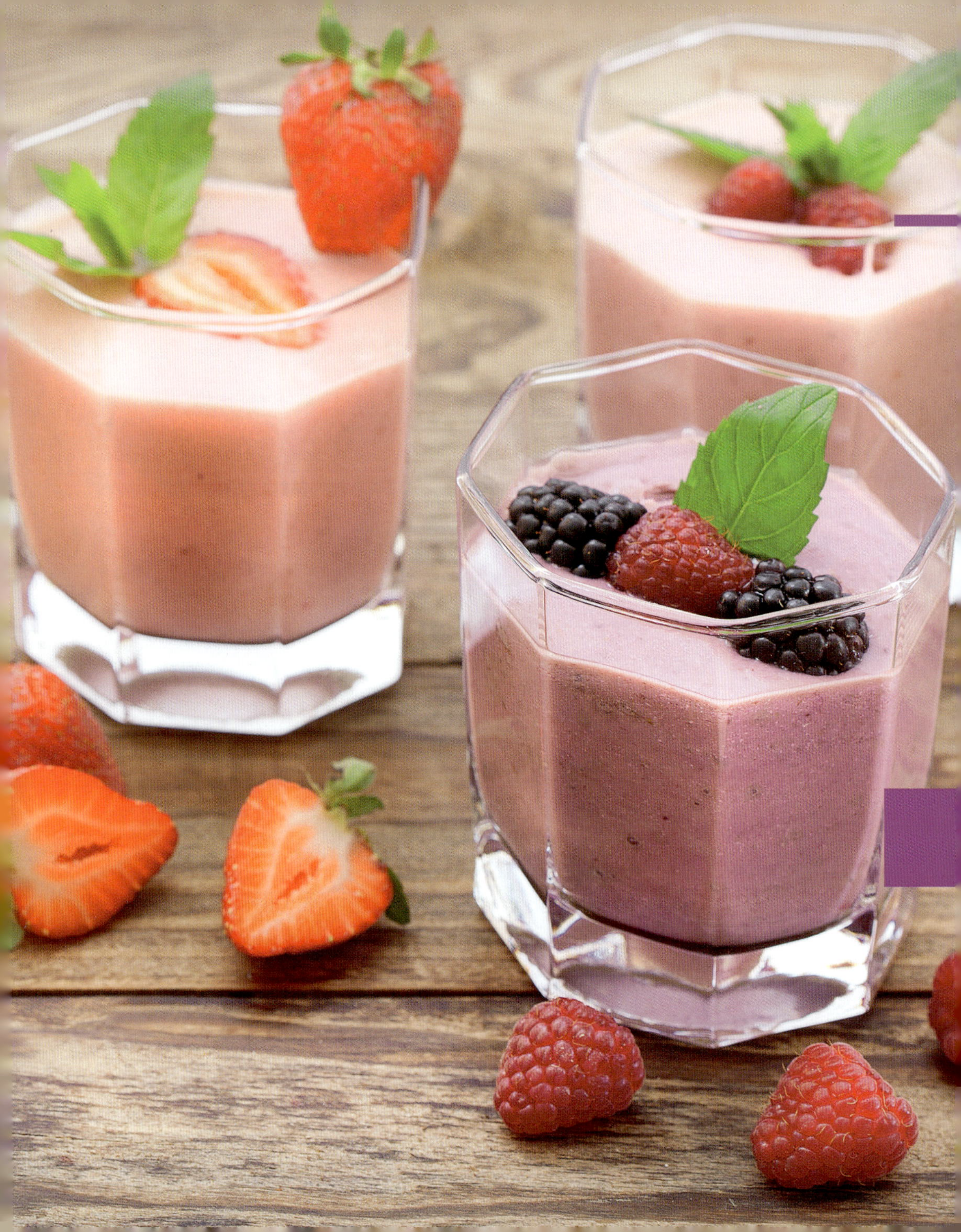

Frucht-Smoothie

Getränke

★★★

Eva Schäfer

Zutaten für 1 Portion:

1 Banane

125 g Erdbeeren oder andere Früchte der Saison

150 g Vanillejoghurt

125 ml Apfelsaft

Zubereitung:

Banane in kleine Stücke schneiden, Früchte waschen und zerkleinern und mit den übrigen Zutaten pürieren.

Dieses Getränk bietet frisches Obst mit vielen Vitaminen und die wertvollen Inhaltsstoffe im Joghurt.

★★★

Tanja Sehling

Buttermilchgetränk mit frischen Früchten

Zutaten für 4 Portionen:

200 g Erdbeeren oder anderes Obst der Saison

500 ml Buttermilch

150 g saure Sahne

1 Vanilleschote

80 g Honig

Zubereitung:

Erdbeeren klein schneiden oder pürieren.
In Portionsgläser füllen.

Buttermilch mit saurer Sahne, Vanille und Honig verrühren. Die Buttermilch über die Erdbeeren gießen und servieren.

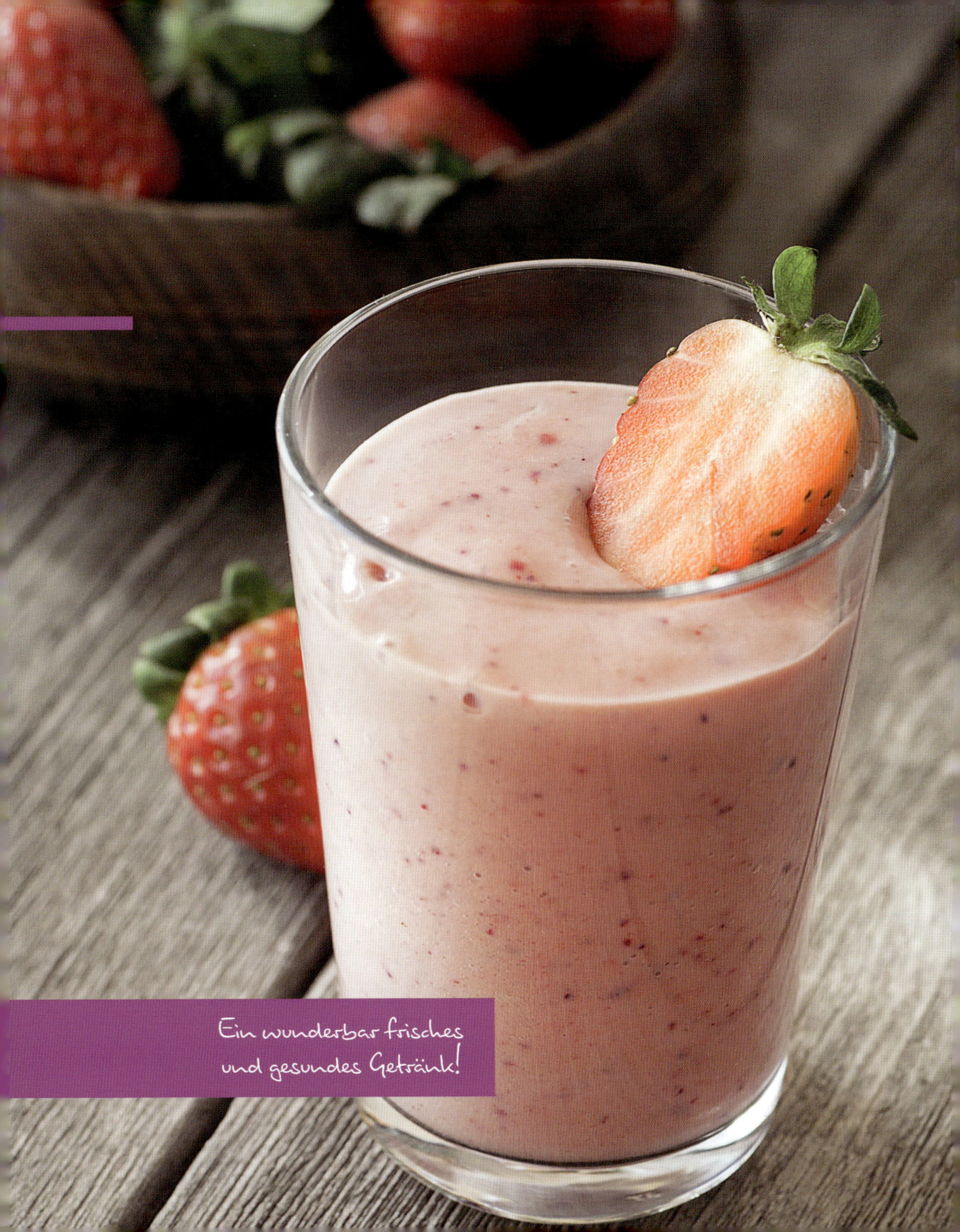

Ein wunderbar frisches
und gesundes Getränk!

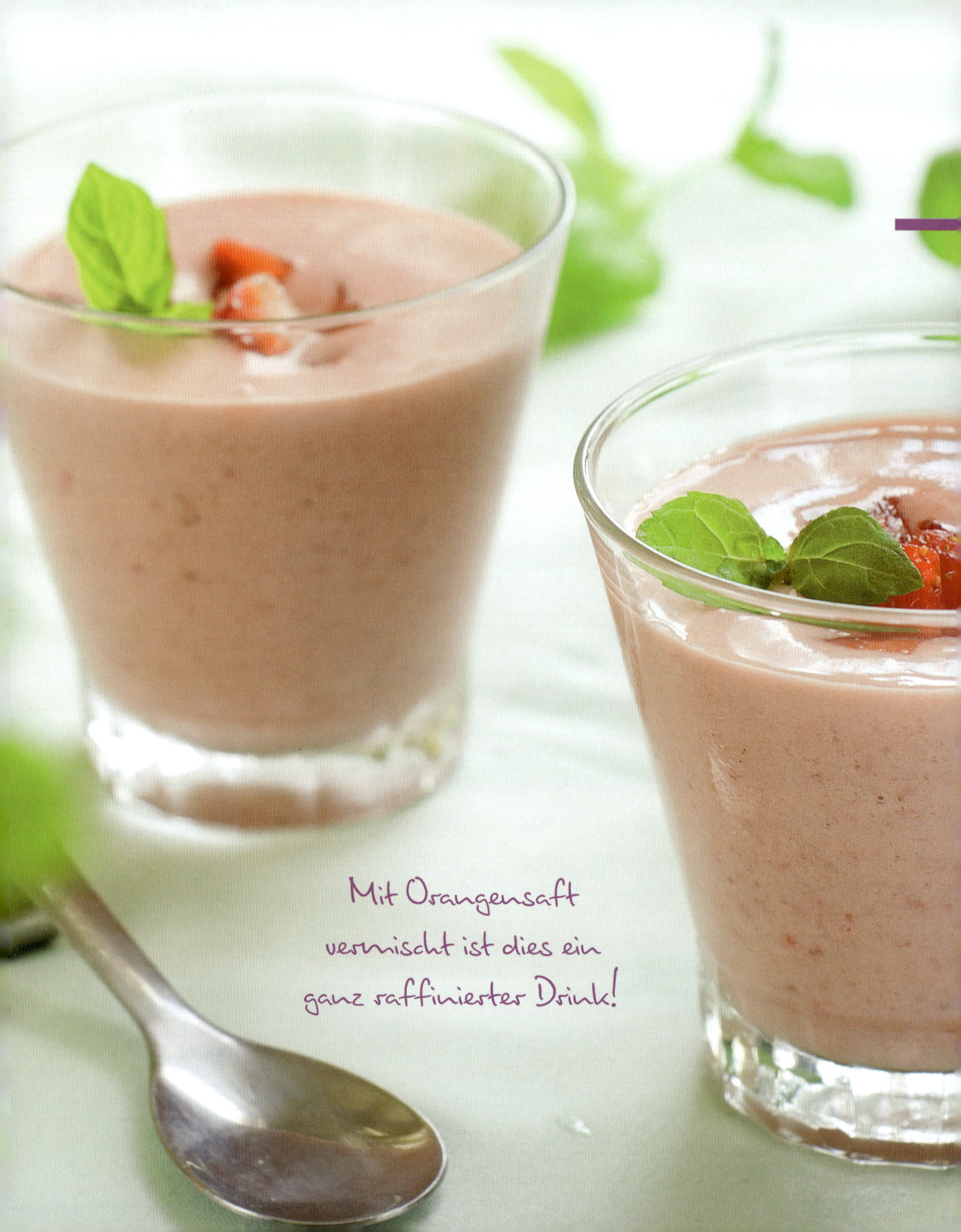

Mit Orangensaft vermischt ist dies ein ganz raffinierter Drink!

Kefir mit Erdbeeren

Getränke

★★★

Julia Neuner

Zutaten für 1 Portion:

100 g Kefir

1 TL Honig

100 g Erdbeeren

2 EL Weizen- oder Haferflocken

Evtl. 50 ml Orangensaft

Zubereitung:

Kefir mit Honig verrühren. Die Erdbeeren pürieren und mit den Weizen- oder Haferflocken unter den Kefir rühren.

★★★

Hannah Schmitt

Apfel-Möhren-Sellerie-Drink

Zutaten für 1 Glas:

½ Apfel

Saft einer Zitrone

100 ml Möhrensaft

100 ml Selleriesaft oder nach Belieben ein anderer Gemüsesaft

Zubereitung:

Den Apfel schälen, entkernen und in kleine Stücke schneiden.

Apfelstücke, Zitronensaft und die beiden Gemüsesäfte im Mixer fein pürieren.

Alternativ alle Zutaten frisch verwenden und im Entsafter pressen. Einen kleinen Schluck Rapsöl hinzugeben (für die fettlöslichen Vitamine).

Ideal für Kinder! Mit vielen Vitaminen.

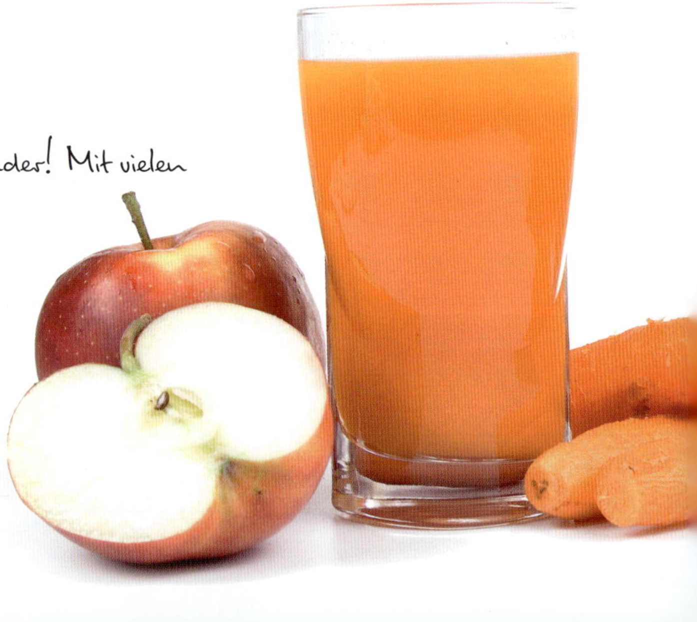

Fruchtmilch „Gletscher"

Tanja Sehling

Zutaten für 1 Glas:

4 EL Milch

4 EL Sahne

2 EL Fruchtsirup (beliebig)

1 TL Zitronensaft

zum Auffüllen Mineralwasser

Crushed-Eis nach Belieben

Zubereitung:

Milch und Sahne mit dem Fruchtsirup und dem Zitronensaft in einem Glas gut verrühren.

Mit eisgekühltem Mineralwasser auffüllen und mit einigen Löffeln Crushed-Eis servieren.

Mit Strohhalm reichen.

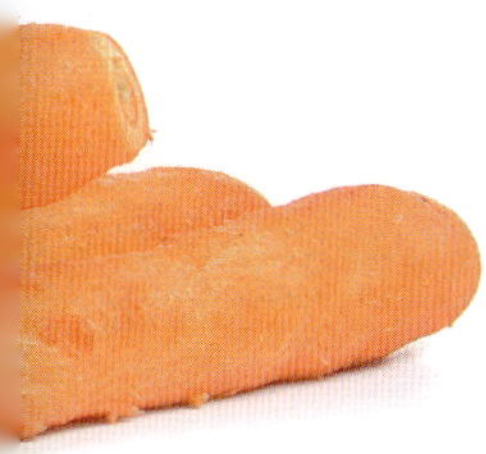

Getränke

★★★

Marius Heck

Tomaten-Möhrendrink

Zutaten für 1 Glas:

100 ml Tomatensaft

100 ml Möhrensaft

Salz

weißer Pfeffer

Zubereitung:

Säfte gut miteinander vermischen und mit Salz und Pfeffer abschmecken.

Regt den Appetit an und ist deshalb vor dem Essen gut gekühlt zu servieren.

Zahnpflege

Und nach dem Essen: Zahnpflege nicht vergessen!

Grundvoraussetzung ist eine überdurchschnittlich gute Mundhygiene

Nach dem Genuss der Rezepte des Buches, das versteht sich von selbst, müssen die Zähne gründlich geputzt werden. Grundbedingung für das Tragen einer festsitzenden Apparatur („feste Spange“) ist eine überdurchschnittlich gute Mundhygiene[1]. Die aufgeklebten Brackets und die zementierten orthodontischen Bänder selbst schädigen den Zahnschmelz nicht, in Verbindung mit dem orthodontischen Bogen („Draht“) erschweren sie jedoch die Zahnreinigung. So entstehen Schmutznischen, zum Beispiel unterhalb („im Schatten“) des orthodontischen Bogens[2], und die auf den Zähnen verbleibenden Beläge (Plaque) können zu Entkalkungen, Karies und auch zu Zahnfleischentzündungen führen[1,2] (Abb. 1 und 2). Nicht zuletzt kann es auch noch dadurch zu einem unangenehmen Mundgeruch kommen[3,4].

Mangelhafte Mundhygiene ist nicht nur schlecht für die Zähne, die Folgen sind auch sichtbar! Und manchmal kommt noch Mundgeruch dazu!

Sichtbare Entkalkungen des Zahnschmelzes

Diese sind als weiße Flecken („White-Spot“-Läsionen) auf den Zähnen sichtbar und stellen die Anfangsform („Initialläsion“) einer Karies dar, die während kieferorthopädischer Behandlung infolge mangelhafter Mundhygiene entstehen kann[5]. Die „White-Spot“-Läsionen treten bevorzugt im Bereich zwischen Bracket und Zahnfleisch sowie um das

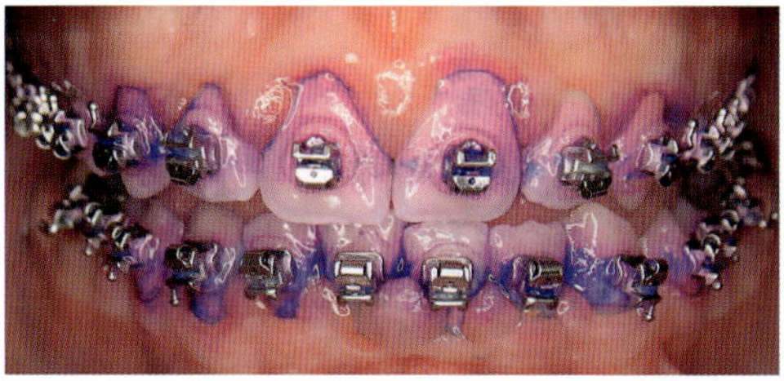

Abb. 1 Beispiel für mangelhafte Mundhygiene. Die Zahnbeläge wurden hier mit einer Speziallösung angefärbt. Das Zahnfleisch ist deutlich entzündet („Schmutzgingivitis"). Die Zahnfleischschwellung schafft nur weitere Schmutznischen und erschwert die häusliche Mundhygiene. Außerdem kann unangenehmer Mundgeruch entstehen. Wird die Mundhygiene nicht verbessert, kommt es unweigerlich zur Entstehung von Karies.

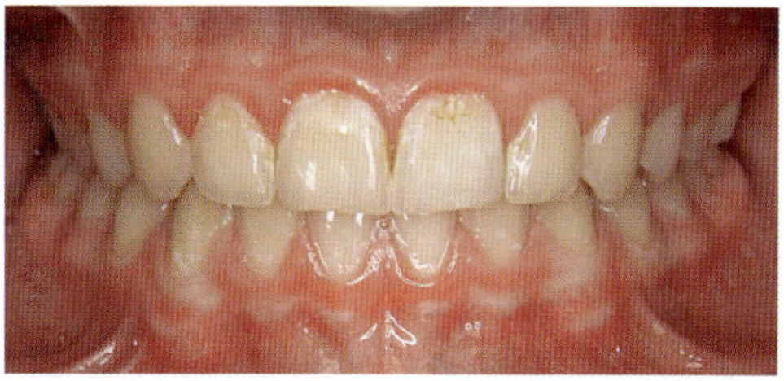

Abb. 2 Spätfolgen der mangelhaften Mundhygiene. In Bereichen, wo sich viel Zahnbelag anlagern konnte (Zahnzwischenräume und nah am Zahnfleisch), kam es zu Zahnschäden. Die Zähne sind zwar gerade, aber nicht mehr gesund!

Bracket herum auf[6]. Als Risikofaktoren dafür wurden – neben schlechter Mundhygiene beziehungsweise sich während der Behandlung verschlechternder Mundhygiene – eine Behandlungsdauer von länger als 36 Monaten (dies ist bei komplexen Behandlungsfällen möglich) sowie bereits vor der kieferorthopädischen Behandlung bestehende „White-Spot"-Läsionen identifiziert[7].

Wie häufig und wo kommen sichtbare Entkalkungen bei kieferorthopädischen Patienten vor?

Die Angaben zum Auftreten von „White-Spot"-Läsionen bei kieferorthopädischen Patienten differieren stark; sie reichen von 2 bis 97 %[7–14]. Grundsätzlich können „White-Spot"-Läsionen an jedem Zahn auftreten[15]. Am häufigsten scheinen aber der seitliche Schneidezahn im Oberkiefer (besonders sichtbar!) sowie obere und untere Eckzähne betroffen zu sein[5,7,15,16]. Über ein 2,5-mal häufigeres Auftreten von „White-Spot"-Läsionen im

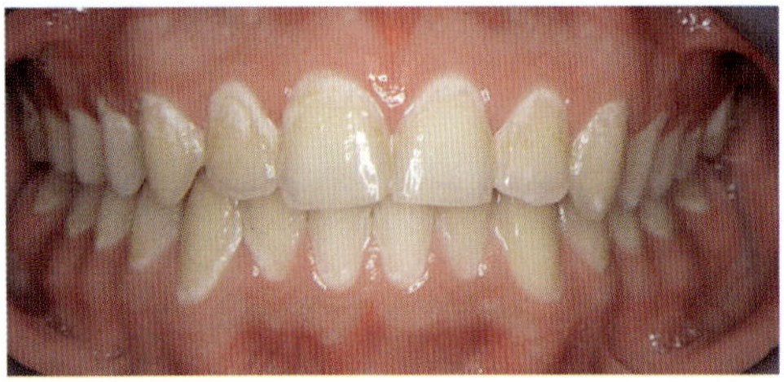

Abb. 3 Bleibende Entkalkungen der Zähne. Bei diesem Patienten musste die festsitzende Apparatur aufgrund mangelhafter Mundhygiene vorzeitig entfernt werden.

Oberkiefer als im Unterkiefer sowie ein im Vergleich zu weiblichen Patienten leicht erhöhtes Risiko bei männlichen kieferorthopädischen Patienten wurde berichtet[7].

Wenngleich eine Remineralisation möglich ist, verbleiben die ästhetisch ungünstigen fleckig-weißen Schmelzbereiche auch nach der kieferorthopädischen Behandlung[15] (Abb. 3). Es besteht die Möglichkeit, diese weißen Flecken durch die Infiltration mit einem Kunststoffmaterial unter günstigen Voraussetzungen zumindest teilweise zu „maskieren"[14,17–21]; die durch den Patienten zu tragenden Kosten für dieses Verfahren wären bei adäquater Mundhygiene allerdings zu vermeiden.

Sichtbare Entkalkungen

- bilden unästhetisch fleckig-weißes Aussehen,
- können an jedem Zahn auftreten,
- scheinen häufiger im Ober- als im Unterkiefer vorzukommen,
- können durch optimale Zahnpflege verhindert werden.

Präventive Maßnahmen

Neben der Applikation eines Bracketumfeldversieglers[22] – ein häufig in der Kieferorthopädie verwendetes Verfahren – wurden beispielsweise die Anwendung von Fluoriden[23,24] in verschiedenen Darreichungsformen (Gele[25], Mundspülungen[26], Lacke[27,28]), der Einsatz von fluoridierten und nicht fluoridierten Kompositen zur Bracketbefestigung[29,30] sowie der Einsatz von fluoridfreisetzenden Gummiringen (Alastics)[31–33] wissenschaftlich untersucht. Die orthodontischen Bänder (Stahlringe) werden in der Regel mit fluoridfreisetzenden Zementen befestigt[34]. Defizite in der häuslichen Mundhygiene müssen professionell, d. h. durch Unterweisung, regelmäßige Patientenmotivation sowie Zahnreinigungen[35], kompensiert werden[2].

Der Bracketumfeldversiegler, der gewissermaßen als Schutzlack auf die Zahnfläche um das Bracket herum aufgetragen wird, entbindet nicht von sorgfältiger Mundhygiene!

Das Wichtigste: die häusliche Zahnreinigung

Die bisher besprochenen präventiven Maßnahmen waren vor allem jene, die durch den Kieferorthopäden beziehungsweise in dessen Praxis durchgeführt werden. Im Mittelpunkt muss aber die Mitarbeit des Patienten und dessen Bemühung zur Wahrung der Mundgesundheit stehen. Es ist allgemein bekannt, dass die Zähne nach jeder Mahlzeit geputzt und auf süße Zwischenmahlzeiten nach Möglichkeit verzichtet werden sollte. In jedem Fall sollten nach dem Genuss von Süßwaren immer die Zähne geputzt werden[36]. Bei kieferorthopädischen Patienten ist dies aufgrund der durch die Apparatur bedingten Schmutznischen[1,2] und der dadurch veränderten Bakterienflora[37] besonders wichtig, um vorstehend besprochenen Zahnschädigungen entgegenwirken zu können. Hierzu stehen verschiedene frei verkäufliche Mundhygienehilfsmittel bzw. Techniken zur Verfügung.

Zahnbürste

Die Zahnbürste – manuell oder elektrisch – ist das wichtigste Hilfsmittel zur Zahnpflege[36]. Über die zu bevorzugende Art – Handzahnbürste oder elektrische Zahnbürste (einschließlich Schallzahnbürsten) – herrscht in den wissenschaftlichen Veröffentlichungen

Uneinigkeit[38–45], wenngleich elektrische Zahnbürsten dennoch kieferorthopädischen Patienten empfohlen werden konnten[46,47]. Für Kinder und weniger geschickte Patienten könnten elektrische Zahnbürsten von Vorteil sein[36]. Vom klinischen Standpunkt aus gesehen scheint es angebracht, die Art der Zahnbürste Ihrer persönlichen Präferenz zu überlassen. Aufgrund einer höheren Bakterienanhaftung (Streptokokkus mutans) an den Borsten von Zahnbürsten, die von Patienten mit festsitzender Apparatur verwendet wurden, wird empfohlen, die Zahnbürste häufiger auszutauschen[48].

Wann soll ich mit „fester Spange" putzen?

Die Antwort auf diese Frage sollte natürlich klar sein: nach jeder Mahlzeit![49]

Wie lange soll ich mit „fester Spange" putzen?

Allgemein wird für Personen ohne kieferorthopädische Apparatur eine erwünschte Zahnputzdauer von 2 bis 3 Minuten angegeben, ohne dass ein wissenschaftlicher Beweis (Evidenz) vorliegt[50]. Die zur Pflege einer „festen Spange“ aufzuwendende Zeit übersteigt bei weitem diese normale Putzzeit[43]. Insbesondere am Anfang, wenn die „feste Spange“ noch „neu“ ist, wird der Zeitaufwand entsprechend höher sein.

Für das Zähneputzen mit fester Spange gilt,

- dass nach jeder Mahlzeit geputzt wird,
- dass viel länger als 3 Minuten geputzt wird.

Zahnputztechniken

Zahnputztechniken beschreiben die Vorgehensweise, wie Zahnbeläge mithilfe der Zahnbürste entfernt werden. Es existieren verschiedene Zahnputztechniken[36,51–53], die alle Vor- und Nachteile haben und nicht für alle Belange gleich gut erscheinen. Gemeinsam ist allen Techniken die Reinigung der Kauflächen durch ein kräftiges Hin- und Herbürsten; der Unterschied besteht in der Reinigung der übrigen Zahnflächen[36]. Die Technik wird patientenindividuell ausgesucht und dem kieferorthopädischen Patienten im Rahmen der Individualprophylaxe erläutert. Eine ideale, universell empfohlene Zahnputztechnik existiert nicht[51]. Die Zahnputztechnik und die verwendeten Mundhygienehilfsmittel werden vielmehr an die spezifischen Anforderungen der kieferorthopädischen Patienten angepasst[45,54], um etwa Beläge unterhalb („im Schatten"[2]) des orthodontischen Bogens („Draht") und in den Zahnzwischenräumen entfernen zu können. Hierzu werden weitere Mundhygienehilfsmittel wie Einbüschel- oder Interdentalbüsten sowie Zahnseide eingesetzt[2,36]. Im Sinne eines systematischen Vorgehens wurde beispielsweise empfohlen, beim Zähneputzen die zu reinigenden Flächen in verschiedene Bereiche einzuteilen: eine Zone zwischen dem Drahtbogen und den Schneidekanten beziehungsweise Höckern der Zähne, eine zweite Zone zwischen dem Drahtbogen und dem Zahnfleisch sowie unter dem Drahtbogen[49]. Eine Zahnputzsystematik soll sicherstellen, dass auch wirklich alle Zahnflächen (auch Bestandteile der festsitzenden Apparatur) gereinigt werden; ein einheitliches, universell geltendes systematisches Vorgehen existiert aber nicht. Deshalb sollen im Folgenden mögliche Vorgehensweisen hinsichtlich der häuslichen Mundhygiene beispielhaft dargestellt werden.

Zähneputzen mit elektrischer Zahnbürste

In diesem Beispiel mit einer festsitzenden Apparatur in beiden Kiefern (Abb. 4a) wird an Kiefermodellen ein mögliches systematisches Vorgehen für das Zähneputzen demonstriert. Hierbei werden zuerst alle Zähne des Oberkiefers, dann alle Zähne des Unterkiefers geputzt. Das Vorgehen besteht aus den nachfolgenden Schritten:

1. **Außenflächen reinigen:** Bürstenkopf frontal direkt auf jedes einzelne Bracket aufsetzten und rotieren lassen (Abb. 4b).
2. **Kauflächen reinigen:** Dazu den Bürstenkopf auf die Kaufläche aufsetzen und rotieren lassen (Abb. 4c).
3. **Innenflächen reinigen:** Dabei werden die zum Gaumen und danach zur Zunge gerichteten Zahnflächen geputzt (Abb. 4d).

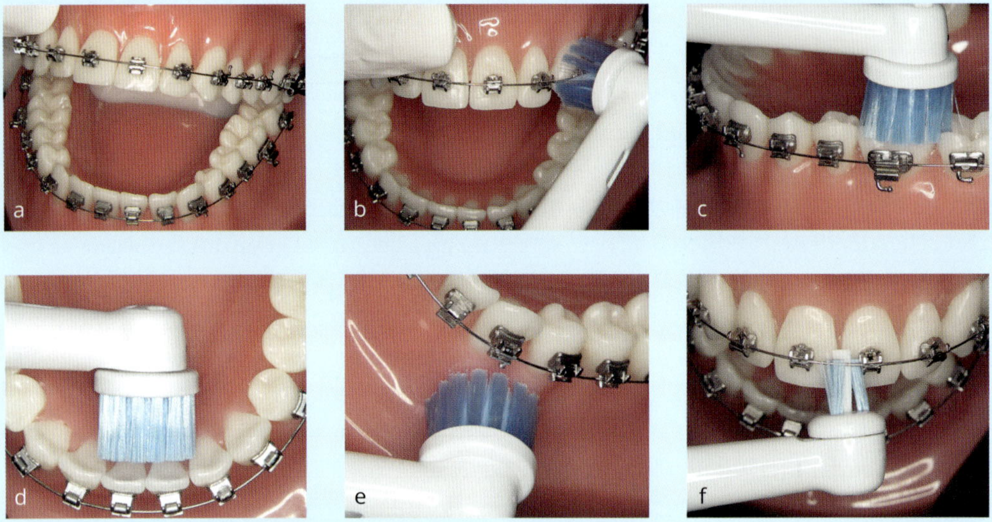

Abb. 4 Systematisches Vorgehen beim Zähneputzen.

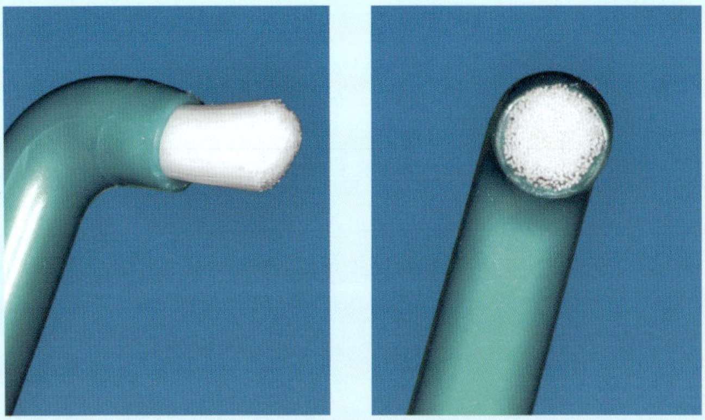

Abb. 5 Beispiel für eine Einbüschelbürste (Compact Tuft, TePe).

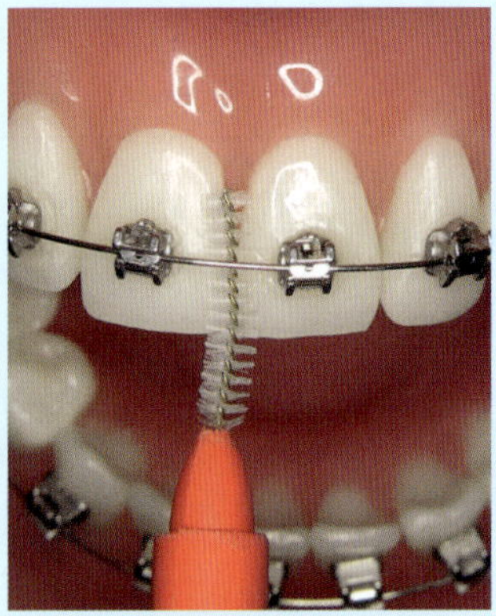

Abb. 6 Zahnzwischenraumbürstchen.

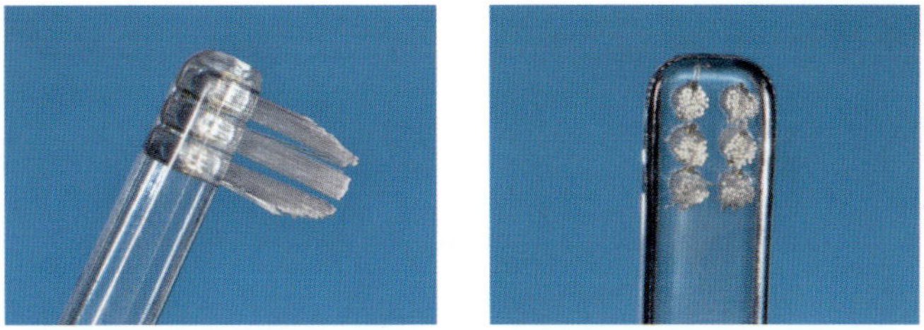

Abb. 7 Beispiel für eine Spezialzahnbürste (Interspace, Oral B).

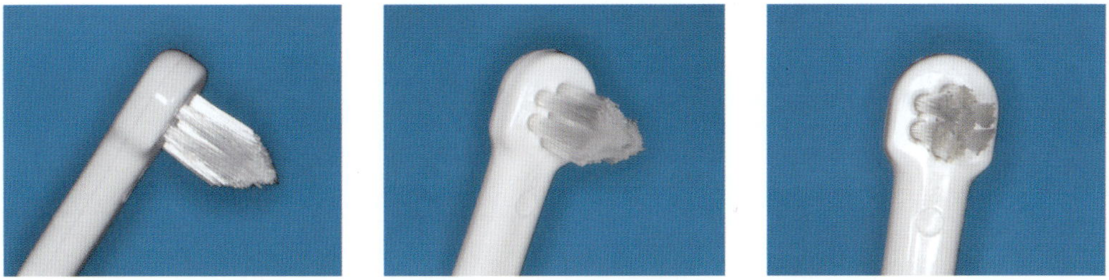

Abb. 8 Beispiel für eine Spezialzahnbürste (Sunstar 308 End Tuft, GUM).

4. **Außen bis zum Zahnfleischsaum putzen:** Dabei werden die Bereiche zwischen Bracket und Zahnfleisch gereinigt – im Oberkiefer also oberhalb der Brackets und im Unterkiefer unter den Brackets. Dieser Schritt ist deshalb so wichtig, da er durch Zahnbelag verursachte Entzündungen verhindert (Abb. 4e).
5. **Unterhalb („im Schatten"[2]) des orthodontischen Bogens putzen:** Dies kann aufgrund des geringen Platzangebots entweder mit einem speziellen Aufsatz für die elektrische Zahnbürste (Abb. 4f), einer Einbüschelbürste (Abb. 5) oder mit einem Zahnzwischenraumbürstchen (Interdentalbürstchen) (Abb. 6) erfolgen.

Daneben existieren noch weitere kommerziell erhältliche Produkte unterschiedlichen Designs. Aufgrund der großen Anzahl präsentieren wir an dieser Stelle natürlich nur Beispiele verfügbarer Modelle (Abb. 7 und 8).

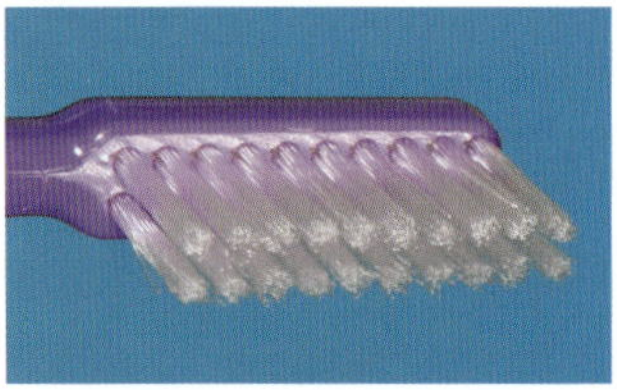

Abb. 9 Zahnbürste mit extra schmalem Bürstenkopf (Implantat/Orthodontiebürste, TePe).

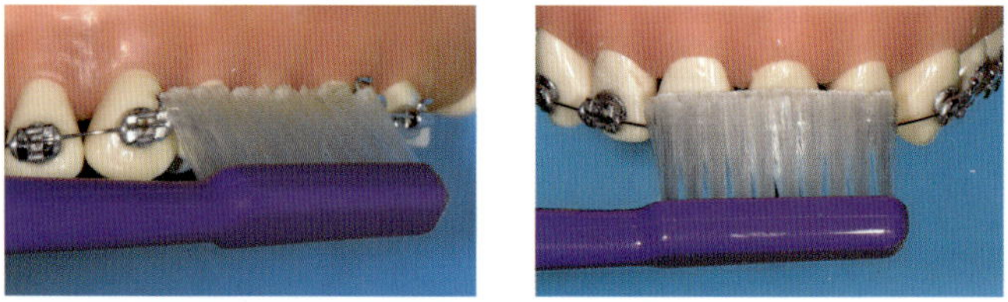

Abb. 10 Einsatz der Zahnbürste mit extra schmalem Bürstenkopf.

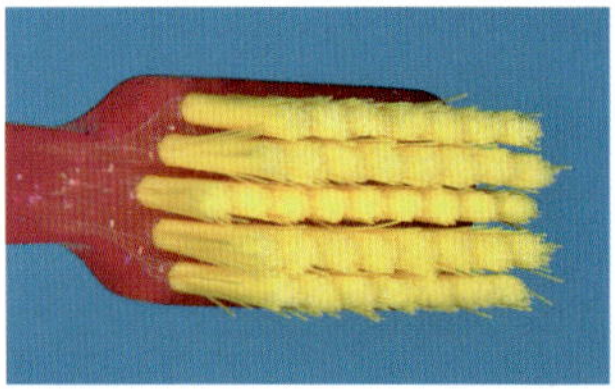

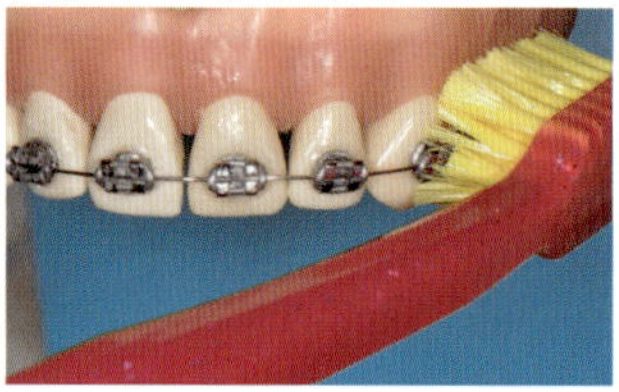

Abb. 11 (links) Zahnbürste mit speziellem Borstenschnitt (CS Ortho Ultra Soft, Curaprox).

Abb. 12 (rechts) Gebrauch der Zahnbürste mit speziellem Borstenschnitt.

Zähneputzen mit der Handzahnbürste

Gleiches Vorgehen kann natürlich auch mit einer Handzahnbürste praktiziert werden. Neben der ganz „normalen" Zahnbürste sind verschiedene Spezialzahnbürsten erhältlich, die zusätzlich zur „normalen" Zahnbürste verwendet werden sollten. Beispielsweise ist eine Ausführung mit extra schmalem Bürstenkopf (Abb. 9) verfügbar, mit dessen Hilfe insbesondere Bereiche zwischen Bracket und Zahnfleisch gut zugänglich sind (Abb. 10).

Ein anderes Konzept wird mit einer Spezialzahnbürste verfolgt, die beispielsweise einen speziellen Borstenschnitt aufweist (Abb. 11). Dabei ist die mittlere Borstenbüschelreihe kürzer geschnitten als die seitlich angrenzenden. In dieser Weise entsteht in der Mitte des Bürstenkopfes eine Art Rille („bracket groove"), durch die bei der Putzbewegung die Brackets gleiten und so gereinigt werden. Die angrenzenden längeren Borstenbüschelreihen sollen dabei die Bereiche oberhalb und unterhalb der Brackets von Belägen befreien (Abb. 12).

Fazit

Eine überdurchschnittlich gute Mundhygiene während kieferorthopädischer Behandlung ist unabdingbar. Dabei ist die Mitarbeit des Patienten (häusliche Zahnreinigung) von zentraler Bedeutung. Ist diese nicht gegeben, kann dies im ungünstigsten Fall zur Entfernung der „festen Spange" durch den Kieferorthopäden/die Kieferorthopädin führen, um weitere Zahnschädigungen zu verhindern. Allgemeingültige, starre Konzepte zur Kariesprävention in der Kieferorthopädie existieren nicht. Allerdings wird in jeder kieferorthopädischen Praxis/Klinik ein Vorgehen praktiziert, dass den Risiken des einzelnen Patienten individuell Rechnung trägt. Alle diese Maßnahmen entbinden aber nicht von einer äußerst gewissenhaften häuslichen Zahnreinigung durch den Patienten.

Zusammenfassung

- Nach jeder Mahlzeit Zähne putzen!
- Zahnputzzeit mit festsitzender Apparatur beträgt weit mehr als 3 Minuten.
- Mangelhafte Mundhygiene ist nicht nur schlecht für die Zähne, sondern auch sichtbar!
- Unästhetische Entkalkungen der Zähne, als Folge mangelhafter häuslicher Mundhygiene, können ein Leben lang zurückbleiben.
- Zähneputzen elektrisch oder manuell? Spielt keine Rolle. Wichtig ist primär, dass mit einer geeigneten Putztechnik geputzt wird.
- Hygienemaßnahmen in der kieferorthopädischen Praxis ergänzen die perfekte häusliche Mundhygiene, ersetzen sie aber nicht!

Literatur

1. Deutsche Gesellschaft für Zahn-, Mund- und Kieferheilkunde (DGZMK). Patienteninformation Festsitzende oder herausnehmbare kieferorthopädische Apparatur? URL: http://www.dgzmk.de/uploads/tx_szdgzmkdocuments/Festsitzende_oder_herausnehmbare_kieferorthopaedische_Apparatur.pdf; aufgerufen am 23.10.2015.
2. Jost-Brinkmann PG. Prophlaxe in der Kieferorthopädie - Was ist anders? In: Roulet JF, Zimmer S (Hrsg.). Prophylaxe und Präventivzahnmedizin. Farbatlanten der Zahnmedizin, Bd. 16. Stuttgart/New York: Thieme 2002:147–156.
3. Nalcaci R, Ozat Y, Cokakoglu S, Turkkahraman H, Onal S, Kaya S. Effect of bracket type on halitosis, periodontal status, and microbial colonization. Angle Orthod 2014;84:479–485.
4. Babacan H, Sokucu O, Marakoglu I, Ozdemir H, Nalcaci R. Effect of fixed appliances on oral malodor. Am J Orthod Dentofacial Orthop 2011;139:351–355.
5. Lucchese A, Gherlone E. Prevalence of white-spot lesions before and during orthodontic treatment with fixed appliances. Eur J Orthod 2013;35:664–668.
6. Joseph VP, Rossouw PE. The shear bond strengths of stainless steel orthodontic brackets bonded to teeth with orthodontic composite resin and various fissure sealants. Am J Orthod Dentofacial Orthop 1990;98:66–71.
7. Julien KC, Buschang PH, Campbell PM. Prevalence of white spot lesion formation during orthodontic treatment. Angle Orthod 2013;83:641–647.
8. Gorelick L, Geiger AM, Gwinnett AJ. Incidence of white spot formation after bonding and banding. Am J Orthod 1982;81:93–98.
9. Ogaard B. Prevalence of white spot lesions in 19-year-olds: a study on untreated and orthodontically treated persons 5 years after treatment. Am J Orthod Dentofacial Orthop 1989;96:423–427.
10. Boersma JG, van der Veen MH, Lagerweij MD, Bokhout B, Prahl-Andersen B. Caries prevalence measured with QLF after treatment with fixed orthodontic appliances: influencing factors. Caries Res 2005;39:41–47.
11. Hadler-Olsen S, Sandvik K, El-Agroudi MA, Øgaard B. The incidence of caries and white spot lesions in orthodontically treated adolescents with a comprehensive caries prophylactic regimen—a prospective study. Eur J Orthod 2012;34:633–639.
12. Benham AW, Campbell PM, Buschang PH. Effectiveness of Pit and Fissure Sealants in Reducing White Spot Lesions during Orthodontic Treatment. Angle Orthod 2009;79:338–345.
13. Lovrov S, Hertrich K, Hirschfelder U. Enamel Demineralization during Fixed Orthodontic Treatment – Incidence and Correlation to Various Oral-hygiene Parameters. J Orofac Orthop/Fortschr Kieferorthop 2007;68:353–363.
14. Heymann GC, Grauer D. A contemporary review of white spot lesions in orthodontics. J Esthet Restor Dent 2013;25:85–95.
15. O'Reilly MT, De Jesus Vinas J, Hatch JP. Effectiveness of a sealant compared with no sealant in preventing enamel demineralization in patients with fixed orthodontic appliances: a prospective clinical trial. Am J Orthod Dentofacial Orthop 2013;143:837–844.
16. Bishara SE, Oonsombat C, Soliman MMA, Warren J. Effects of Using a New Protective Sealant on the Bond Strength of Orthodontic Brackets. Angle Orthod 2005;75:243–246.
17. Paris S, Schwendicke F, Keltsch J, Dorfer C, Meyer-Lueckel H. Masking of white spot lesions by resin infiltration in vitro. J Dent 2013;41:11.

18. Paris S, Meyer-Lueckel H. Masking of labial enamel white spot lesions by resin infiltration--a clinical report. Quintessence Int 2009;40:713–718.

19. Knosel M, Eckstein A, Helms HJ. Durability of esthetic improvement following Icon resin infiltration of multibracket-induced white spot lesions compared with no therapy over 6 months: a single-center, split-mouth, randomized clinical trial. Am J Orthod Dentofacial Orthop 2013;144:86–96.

20. Senestraro SV, Crowe JJ, Wang M, Vo A, Huang G, Ferracane J, Covell DA, Jr. Minimally invasive resin infiltration of arrested white-spot lesions: a randomized clinical trial. J Am Dent Assoc 2013;144:997–1005.

21. Neuhaus KW, Graf M, Lussi A, Katsaros C. Late infiltration of post-orthodontic white spot lesions. J Orofac Orthop 2010;71:442–447.

22. Hourfar J, Lux CJ, Ludwig B, Zingler S. Behandlung von Zahnoberflächen mit kompositbasierten Versieglern zur Prävention von White-Spot-Läsionen. Kieferorthopädie 2014;28:87–95.

23. Benson PE, Shah AA, Millett DT, Dyer F, Parkin N, Vine RS. Fluorides, orthodontics and demineralization: a systematic review. J Orthod 2005;32:102–114.

24. Chadwick BL, Roy J, Knox J, Treasure ET. The effect of topical fluorides on decalcification in patients with fixed orthodontic appliances: a systematic review. Am J Orthod Dentofacial Orthop 2005;128:601–606.

25. Knösel M, Forslund L, Jung K, Ziebolz D. Efficacy of different strategies in protecting enamel against demineralization during fixed orthodontic treatment. J Orofac Orthop/Fortschr Kieferorthop 2012;73:194–203.

26. Geiger AM, Gorelick L, Gwinnett AJ, Benson BJ. Reducing white spot lesions in orthodontic populations with fluoride rinsing. Am J Orthod Dentofacial Orthop 1992;101:403–407.

27. Demito CF, Vivaldi-Rodrigues G, Ramos AL, Bowman SJ. The efficacy of a fluoride varnish in reducing enamel demineralization adjacent to orthodontic brackets: an in vitro study. Orthod Craniofac Res 2004;7:205–210.

28. Vivaldi-Rodrigues G, Demito CF, Bowman SJ, Ramos AL. The effectiveness of a fluoride varnish in preventing the development of white spot lesions. World J Orthod 2006;7:138–144.

29. Rogers S, Chadwick B, Treasure E. Fluoride-containing orthodontic adhesives and decalcification in patients with fixed appliances: a systematic review. Am J Orthod Dentofacial Orthop 2010;138:390–391.

30. Wenderoth CJ, Weinstein M, Borislow AJ. Effectiveness of a fluoride-releasing sealant in reducing decalcification during orthodontic treatment. Am J Orthod Dentofacial Orthop 1999;116:629–634.

31. Banks PA, Chadwick SM, Asher-McDade C, Wright JL. Fluoride-releasing elastomerics--a prospective controlled clinical trial. Eur J Orthod 2000;22:401–407.

32. Miura KK, Ito IY, Enoki C, Elias AM, Matsumoto MA. Anticariogenic effect of fluoride-releasing elastomers in orthodontic patients. Braz Oral Res 2007;21:228–233.

33. Mattick CR, Mitchell L, Chadwick SM, Wright J. Fluoride-releasing elastomeric modules reduce decalcification: a randomized controlled trial. J Orthod 2001;28:217–219.

34. Vahid-Dastjerdi E, Borzabadi-Farahani A, Pourmofidi-Neistanak H, Amini N. An in-vitro assessment of weekly cumulative fluoride release from three glass ionomer cements used for orthodontic banding. Prog Orthod 2012;13:49–56.

35. Migliorati M, Isaia L, Cassaro A et al. Efficacy of professional hygiene and prophylaxis on preventing plaque increase in orthodontic patients with multibracket appliances: a systematic review. Eur J Orthod 2015;37:297–307.

36. Schopf P. Curriculum Kieferorthopädie. Band I. Berlin: Quintessenz 2008.

37. Lundstrom F, Krasse B. Streptococcus mutans and lactobacilli frequency in orthodontic patients; the effect of chlorhexidine treatments. Eur J Orthod 1987;9:109–116.
38. Yaacob M, Worthington HV, Deacon SA, Deery C, Walmsley AD, Robinson PG, Glenny AM. Powered versus manual toothbrushing for oral health. Cochrane Database Syst Rev 2014;17.
39. Deery C, Heanue M, Deacon S et al. The effectiveness of manual versus powered toothbrushes for dental health: a systematic review. J Dent 2004;32:197–211.
40. Heasman P, Wilson Z, Macgregor I, Kelly P. Comparative study of electric and manual toothbrushes in patients with fixed orthodontic appliances. Am J Orthod Dentofacial Orthop 1998;114:45–49.
41. Hickman J, Millett DT, Sander L, Brown E, Love J. Powered vs manual tooth brushing in fixed appliance patients: a short term randomized clinical trial. Angle Orthod 2002;72:135–140.
42. Costa MR, da Silva VC, Miqui MN, Colombo AP, Cirelli JA. Effects of ultrasonic, electric, and manual toothbrushes on subgingival plaque composition in orthodontically banded molars. Am J Orthod Dentofacial Orthop 2010;137: 229–235.
43. Sander FM, Sander C, Toth M, Sander FG. Dental care during orthodontic treatment with electric toothbrushes. J Orofac Orthop 2006;67:337–345.
44. Silvestrini Biavati A, Gastaldo L, Dessi M, Silvestrini Biavati F, Migliorati M. Manual orthodontic vs. oscillating-rotating electric toothbrush in orthodontic patients: a randomised clinical trial. Eur J Paediatr Dent 2010;11:200–202.
45. Sicilia A, Arregui I, Gallego M, Cabezas B, Cuesta S. Home oral hygiene revisited. Options and evidence. Oral Health Prev Dent 2003;1:407–422.
46. Borutta A, Pala E, Fischer T. Effectiveness of a powered toothbrush compared with a manual toothbrush for orthodontic patients with fixed appliances. J Clin Dent 2002;13:131–137.
47. Sander FM. Prophylaxe und Zahnpflege in der Kieferorthopädie. In: Sander FG, Schwenzer N, Ehrenfeld M (Hrsg.). Kieferorthopädie. Stuttgart/New York: Thieme 2010:43–57.
48. Eichenauer J, von Bremen J, Ruf S. Microbial contamination of toothbrushes during treatment with multibracket appliances. Head Face Med 2014;10:10–43.
49. Kassenzahnärztliche Bundesvereinigung (KZBV). Die kieferorthopädische Behandlung. URL: http://www.kzbv.de/die-kieferorthopaedische-behandlung.153.de.html. letztmalig aufgerufen am 03.01.2016.
50. Zimmer S. Mundhygiene und Mundhygienehilfsmittel. In: Roulet JF, Zimmer S (Hrsg.). Prophylaxe und Präventivzahnmedizin. Farbatlanten der Zahnmedizin, Bd. 16. Stuttgart/New York: Thieme 2002:47–54.
51. Wainwright J, Sheiham A. An analysis of methods of toothbrushing recommended by dental associations, toothpaste and toothbrush companies and in dental texts. Br Dent J 2014;217:E5–E5.
52. Bass CC. An effective method of personal oral hygiene. J La State Med Soc 1954;106:57–73.
53. Stillman PR. A philosophy of treatment of periodontal disease. Dent Dig 1932;38:315–322.
54. Gomes LK, Sarmento CF, Seabra FRG, Santos PBDd, Pinheiro FHdSL. Randomized clinical controlled trial on the effectiveness of conventional and orthodontic manual toothbrushes. Braz Oral Res 2012;26:360–365.